U0726197

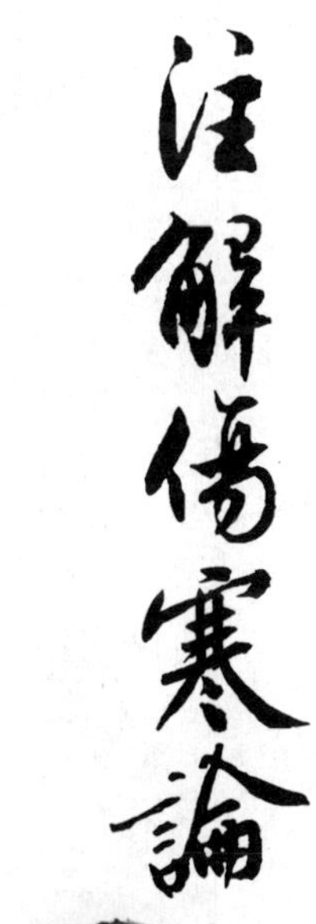

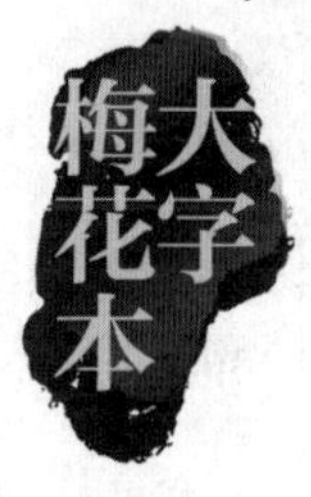

漢·張仲景 著
晉·王叔和 撰次
金·成無己 注
明·汪濟川 校

人民衛生出版社
·北京·

圖書在版編目（CIP）數據

注解傷寒論：大字梅花本／（漢）張仲景等著.
北京：人民衛生出版社，2025. 5. -- ISBN 978-7-117
-37864-2

Ⅰ. R222. 22

中國國家版本館 CIP 數據核字第 20251G5F18 號

人衛智網	www.ipmph.com	醫學教育、學術、考試、健康，購書智慧智能綜合服務平臺
人衛官網	www.pmph.com	人衛官方資訊發布平臺

注解傷寒論（大字梅花本）

Zhujie Shanghanlun（Dazi Meihuaben）

著　　者：漢・張仲景等
出版發行：人民衛生出版社（中繼綫 010-59780011）
地　　址：北京市朝陽區潘家園南里 19 號
郵　　編：100021
E - mail：pmph@pmph.com
購書熱綫：010-59787592　010-59787584　010-65264830
印　　刷：三河市宏達印刷有限公司
經　　銷：新華書店
開　　本：850×1168　1/32　　印張：9
字　　數：146 千字
版　　次：2025 年 5 月第 1 版
印　　次：2025 年 5 月第 1 次印刷
標準書號：ISBN 978-7-117-37864-2
定　　價：48.00 元
打擊盜版舉報電話：010-59787491　E-mail：WQ@pmph.com
質量問題聯繫電話：010-59787234　E-mail：zhiliang@pmph.com
數字融合服務電話：4001118166　E-mail：zengzhi@pmph.com

再版說明

中醫藥學是中國古代科學的瑰寶，也是打開中華文明寶庫的鑰匙，爲中華民族繁衍生息做出了巨大貢獻。中醫藥古籍是傳承中華優秀文化的重要載體，也是中醫文化寶庫中之瑰寶。大凡古今醫家，無不熟諳中醫藥古籍，並在繼承前人經驗的基礎上而成爲一代宗師。中醫經典不僅是中醫理論的基礎，更是中醫臨床堅強的基石。

人民衛生出版社 1953 年成立以來即開始承擔中醫古籍出版工作。先後出版了影印本、點校本、校注本、校釋本等數百種古籍著作。20 世紀 60 年代初，我社組織了知名學者對最爲重要的經典古籍，如《黃帝内經素問》（王冰注）、《靈樞經》《傷寒論》等 6 種古籍進行了科學而嚴謹的校勘整理工作，爲中醫教學、科研、臨床提供了重要的參考，這 6 種圖書被學界統稱爲"梅花本"（因封面印有梅花而得名）。由於所選版本精良，校勘精准，句讀清晰，在中醫界產生了深遠影響，一向被中醫界尊爲中醫必讀的範本，流傳甚廣，對中醫學術的發展產生了深遠影響。爲了滿足廣大讀者需要，我社於 2012 年對梅花本系列進行了重刊。出版後深受讀者歡迎，累計印製 44 萬冊，成爲中醫藥從業人員和愛好者的必讀經典。

爲進一步便於讀者研習和收藏，我們啟動了新一輪“梅花本系列”的修訂工作。爲與同名古籍區分，突出系列特色，我們在書名上注有“大字梅花本”字樣，以便讀者選用。

本次修訂主要做了以下工作：

1. 與 1994 年版（1963 年重印版）原文進行逐一核對，並參考我社相關影印本内容，對原書中一些文字、句讀錯誤進行修訂。如：《黄帝内經素問》，參考了我社 1956 年出版的《重廣補注黄帝内經素問》影印本相關内容。

2. 聽取了廣大讀者建議，將原文字體統一爲繁體字，保留了有意義的異體字和特定用字。

3. 在排版上增大字號，並以不同字體字號區分原文、王冰注、新校正文字。

4. 在版式上，爲了方便讀者閱讀而重新設計，並以精裝版面世。

5. 部分品種增加檢索功能，便於讀者學習和查閱。

期待本系列的再版，能爲讀者提供更好的學習幫助與閱讀體驗，讓中醫經典歷久彌新，長盛不衰，爲推動我國中醫藥事業的傳承和創新發展做出新的貢獻。

“梅花本”系列 6 種如下：

《黄帝内經素問》(大字梅花本)

《靈樞經》(大字梅花本)

《注解傷寒論》(大字梅花本)

《金匱要略方論》(大字梅花本)

《溫病條辨》(大字梅花本)

《時病論》(大字梅花本)

人民衛生出版社

2023 年 9 月

出版說明

本書係據商務印書館出版的涵芬樓影印明嘉靖汪濟川校正成無己注本排印的。

商務印書館在一九五五年出版前,曾參照趙開美本和醫統正脉本校勘。各本字句不同的,分作夾注。最後參考了熊譯元(羅宿)的"注解傷寒論校記",對各本不同的釋義,凡有可取的,另在夾注中註明"熊校記"字樣,備供參考。汪本中有些字,通用互見,如一、壹,二、貳,三、叁,丸、圓,柏、蘗等,都加以統一。汪本原無張仲景的自序、林億序文和宋代刻印傷寒論的敕文,特爲加入。

現在,又經我們重加標點,並對原有的校勘,作了一些整理,以便於讀者閱讀參考。

人民衛生出版社

一九六三年一月

目　録

以上十卷内計方一百一十三道。

此經方劑，並按古法，錙銖分兩，與今不同。謂如㕮咀者，即今之銼如麻豆大是也；云一升者，即今之大白盞也；云銖者，六銖爲一分，即二錢半也，二十四銖爲一兩也；云三兩者，即今之一兩；二兩即今之六錢半也。料例大者，只合三分之一足矣。

新刻傷寒論序

傷寒論，爲文簡嚴，而寓意淵奥，離爲六經，法有詳略。詳者，義例甄明，非長餘也，略者，指趣該洽，非缺落也。散之若截然殊科，融之則約於一貫。顧讀而用之者何如耳，儒者既不暇讀，醫流又鮮能讀，是以微辭要義，秘而不宣，至謂此非全書，直欲分門平叙，續臆説以爲奇，雜群方而云備，使礦鏐合冶，貂犬同裘，如《活人》《殺車》等書，皆仲景之螟螣也。余觀成氏注，蓋能獨究遺經，與之終始，多所發明，間雖依文順釋，如傳大將之令於三軍，不敢妄爲增易，聽者惟謹行自得之，其有功於是書不淺也。顧世未有遺其聲而徒逐其響者，於是論注同湮，惜哉！夫醫流相沿如是，則無望其出神奇，以上契千載之妙用，不幸有得是疾，而能逃醫僇於喉吻者，其幾人哉。余里人汪君處敬，爲是愍惻，務購善本，反復校讎，懼其傳之不遠也。則遂鋟刻以爲公。噫！醫之《素問》《靈樞》，視儒之六經，若《傷寒論》可視語、孟六經。語、孟之書具存，非讀之不能曉析，而司活民之寄者，顧有舍之，而忍其溝壑之盈。至如此書，

世既罕見，卒讀而通之不易，矧非有活人之寄而務好之以杜夫醫僇之寃。斯二者用心之爲異，豈不遠哉。余故竊有感焉，而爲之序。

嘉靖二十四年歲在乙巳夏六月
望歙巖鎮吕濱鄭佐書

刻傷寒論序

序曰：醫自軒岐之學不傳，惟《素》《難》二書，又多舛缺，遺文奥旨，代寡玄參，末學昧於原本，任疑用獨，而經乃棼亂。逮後漢張長沙氏，始因《素問·熱論》，廣伊尹湯液，肆爲論説，發其疑義，而經復一明。既而撰次於王叔和，注釋於成無己。厥後龐、朱、韓、許之流，因亦互有開發，提綱揭要，無越乎吐、汗、下、温四法而已。蓋一證一方，萬選萬中，廻生起死，千載合符，陶隱居稱爲群方之祖，孫真人嘆其特有神功，豈無徵哉！然方土異宜，古今殊運，陰陽虛實之交錯，其候至微，發汗吐下之相反，其禍至速，兼以庸工固滯，迷誤弗省，致微痾成膏肓之變，沉痼絶蘇起之望，有由然矣。大都此書，條貫雖明，詞旨雅奥，時俗難入，具眼幾何，故醫門罕讀，鬻者莫售，矧張經王傳，又往往反復後先，魯魚相雜，板本漫缺，好古者致憾於斯。嗟乎！脉訣出而脉經隱，百問行而傷寒論乖，譬之俗儒，專誦時文而昧經傳，其失均也。汪子希説氏，以博雅名家，慨俗學之惛迷，愍烝民之夭札，出其家藏善本，視汪處敬氏三復讎校，乃命入梓，而

問序於余。余故以多病，好醫而未能也。然耽味仲景之論有年矣，輒援古炤今，溯其流委於卷後，且以嘉二子之有功於長沙也。學者誠能潛精斯籍，討其指歸，斯可以凌駕前賢，仁壽當代矣。

嘉靖乙巳之吉新安篁南江瓘撰

注解傷寒論序

夫前聖有作,後必有繼而述之者,則其教乃得著於世矣。醫之道源自炎黄,以至神之妙,始興經方;繼而伊尹以元聖之才,撰成湯液,俾黎庶之疾疢,咸遂蠲除,使萬代之生靈,普蒙拯濟;後漢張仲景,又廣湯液爲《傷寒卒病論》十數卷,然後醫方大備,兹先聖後聖,若合符節。至晉太醫令王叔和,以仲景之書,撰次成叙,得爲完秩。醫統本作"帙"。昔人以仲景方一部爲衆方之祖,蓋能繼述先聖之所作,迄今千有餘年,不墜於地者,又得王氏闡明之力也。《傷寒論》十卷,其言精而奥,其法簡而詳,非寡聞淺見所能賾究。後雖有學者,又各自名家,未見發明。僕忝醫業,自幼徂老,耽味仲景之書五十餘年矣,雖粗得其門而近升乎堂,然未入於室,常爲之慊然。昨者,解後醫統本作"邂逅"聊攝成公,議論該博,術業精通,而有家學,注成傷寒論十卷,出以示僕,其三百九十七法之内,分析異同,彰明隱奥,調陳脉理,區别陰陽,使表裏以昭然,俾汗下而灼見;百一十二方之後,通明名號之由,彰顯藥性之主,十劑輕重之攸分,七精製用之斯見,

别氣味之所宜，明補瀉之所適，又皆引《内經》，旁牽衆説，方法之辨，莫不允當，實前賢所未言，後學所未識，是得仲景之深意者也。昔所謂慊然者，今悉達其奥矣！親覿其書，誠難默默，不揆荒無，聊序其略。

時甲子中秋日洛陽嚴器之序

傷寒卒病論集

論曰：余每覽越人入虢之診，望齊侯之色，未嘗不慨然嘆其才秀也。怪當今居世之士，曾不留神醫藥，精究方術，上以療君親之疾，下以救貧賤之厄，中以保身長全，以養其生，但競逐榮勢，企踵權豪，孜孜汲汲，惟名利是務，崇飾其末，忽棄其本，華其外，而悴其內，皮之不存，毛將安附焉。卒然遭邪風之氣，嬰非常之疾，患及禍至，而方震慄，降志屈節，欽望巫祝，告窮歸天，束手受敗，賫百年之壽命，持至貴之重器，委付凡醫，恣其所措，咄嗟嗚呼！厥身已斃，神明消滅，變爲異物，幽潛重泉，徒爲啼泣，痛夫！舉世昏迷，莫能覺悟，不惜其命，若是輕生，彼何榮勢之云哉！而進不能愛人知人，退不能愛身知己，遇災值禍，身居厄地，蒙蒙昧昧，蠢若游魂。哀乎！趨世之士，馳競浮華，不固根本，忘軀徇物，危若冰谷，至於是也。余宗族素多，向餘二百，建安紀年以來，猶未十稔，其死亡者，三分有二，傷寒十居其七。感往昔之淪喪，傷横夭之莫救，乃勤求古訓，博採衆方，撰用《素問》《九卷》《八十一難》《陰陽大論》《胎臚藥

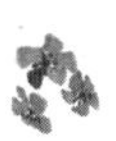

録》，並平脉辨證，爲《傷寒雜病論》合十六卷，雖未能盡愈諸病，庶可以見病知源，若能尋余所集，思過半矣。夫天布五行，以運萬類，人禀五常，以有五藏，經絡府俞，陰陽會通，玄冥幽微，變化難極，自非才高識妙，豈能探其理致哉！上古有神農、黄帝、岐伯、伯高、雷公、少俞、少師、仲文，中世有長桑、扁鵲，漢有公乘陽慶及倉公，下此以往，未之聞也。觀今之醫，不念思求經旨，以演其所知，各承家技，終始順舊，省疾問病，務在口給，相對斯須，便處湯藥，按寸不及尺，握手不及足，人迎趺陽，三部不參，動數發息，不滿五十，短期未知决診，九候曾無仿佛，明堂闕庭，盡不見察，所謂窺管而已。夫欲視死别生，實爲難矣。孔子云，生而知之者上，學則亞之，多聞博識，知之次也。余宿尚方術，請事斯語。

傷寒論序

夫傷寒論，蓋祖述大聖人之意，諸家莫其倫擬，故晉皇甫謐序《甲乙針經》云：伊尹以元聖之才，撰用神農本草，以爲湯液；漢張仲景論廣湯液，爲十數卷，用之多驗；近世太醫令王叔和，撰次仲景遺論甚精，皆可施用。是仲景本伊尹之法，伊尹本神農之經，得不謂祖述大聖人之意乎。張仲景，漢書無傳，見名醫録云：南陽人，名機，仲景乃其字也。舉孝廉，官至長沙太守。始受術於同郡張伯祖，時人言，識用精微過其師，所著論，其言精而奥，其法簡而詳，非淺聞寡見者所能及。自仲景於今八百餘年，惟王叔和能學之，其間如葛洪、陶景、胡洽、徐之才、孫思邈輩，非不才也，但各自名家，而不能修明之。開寶中，節度使高繼冲，曾編録進上，其文理舛錯，未嘗考正；歷代雖藏之書府，亦缺於讎校。是使治病之流，舉天下無或知者。國家詔儒臣校正醫書，臣奇續被其選。以爲百病之急，無急於傷寒，今先校定張仲景《傷寒論》十卷，總二十二篇，證外合三百九十七法，除重復，定有一百一十二

方，今請頒行。

太子右贊善大夫臣高保衡、尚書屯田員外郎臣孫奇、尚書司封郎中秘閣校理臣林億等謹上

宋刻傷寒論敕文

國子監準尚書禮部元祐三年八月八日符，元祐三年八月七日酉時，準都省送下當月六日敕，中書省勘會，下項醫書，册數重大，紙墨價高，民間難以買置。八月一日奉聖旨，令國子監别作小字雕印，内有浙路小字本者，令所屬官司校對，别無差錯，即摹印雕版，並候了日，廣行印造，只收官紙工墨本價，許民間請買，仍送諸路出賣。奉敕如右，牒到奉行。前批八月七日未時，付禮部施行。續準禮部，符元祐三年九月二十日，準都省送下，當月十七日，敕中書省尚書省，送到國子監狀，據書庫狀，準朝旨，雕印小字《傷寒論》等醫書出賣，契勘工錢，約支用五千餘貫，未委於是何官錢支給，應副使用。本監比欲依雕《四子》等體例，於書庫賣書錢内借支；又緣所降朝旨，候雕造了日，令只收官紙工墨本價，即别不收息，慮日後難以撥還，欲乞朝廷特賜，應副上件錢數支，使候指揮。尚書省勘當，欲用本監見在賣書錢，候將來成書出賣，每部只收息壹分，餘依元降指揮。奉聖旨，依國子監主者，一依敕命指揮施行。治平二年二月四日進呈，奉聖旨鏤版施行。

圖解運氣圖 醫統本作“運氣圖解”

經曰：夫醫統本無“夫”字天地之氣，勝復之作，不形於證醫統本作“不形於診也”診。脉法曰：天地之變，無以脉診，此之謂也。右醫統本作“又”曰：隨其醫統本無“其”字氣所在，期於左右，從其氣則和，違其氣則病；醫統本有“不當其位者病”六字迭移其位者病，失守其位者危，寸尺交醫統本無“交”字反者死，陰陽交者死。經曰：夫陰陽交者，謂歲當陽在左，而反於右；謂歲當陰在右，而反於左。左交者死。若左右獨然，非交，是謂不應。惟寅申巳亥辰戌丑未八年有應也。謂寸尺反者死，謂歲當陰在寸，而反見於尺；謂歲當陽在尺，而反見於寸。若寸尺反者死。若寸尺獨然，非反見，謂不應。惟子午卯酉四年應之。今依夫《素問》正經直言圖局，又言脉法，醫統本從經曰至此皆脱去先立其年以知其氣，左右應見，然後乃言生死也。醫統本作“然後乃可以言生死之順逆也”凡三陰司天，在泉上下，南北二政，醫統本有“或左”二字或右。兩手寸尺不相應，皆爲脉沉下者，仰手而沉，復手則沉爲浮細醫統本有“爲”字大者也。若不明此法，如過淵海問津，豈不愚乎。區區白首不能

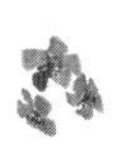

曉明也。况因旬月邪。僅亦留入式之法，加臨五運六氣、三陰三陽、標本、南北之政、司天在泉、主病，立成圖局，易曉其義，又何不達於聖意哉！

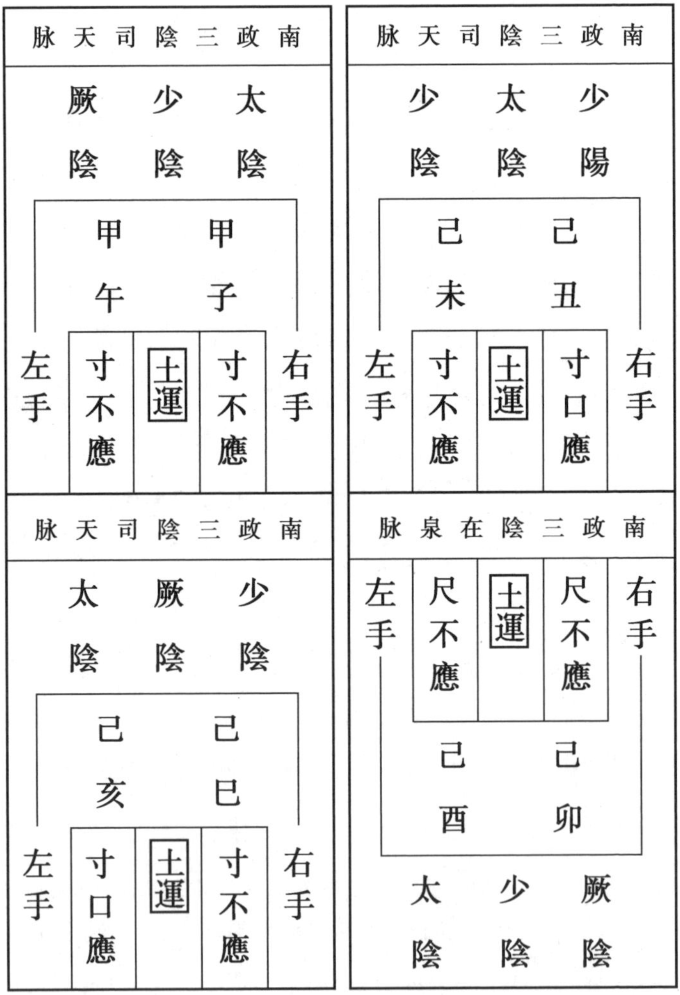

脉天司陰三政南				
	厥陰	少陰	太陰	
	甲午		甲子	
左手	寸不應	土運	寸不應	右手

脉天司陰三政南				
	少陰	太陰	少陽	
	己未		己丑	
左手	寸不應	土運	寸口應	右手

脉天司陰三政南				
	太陰	厥陰	少陰	
	己亥		己巳	
左手	寸口應	土運	寸不應	右手

脉泉在陰三政南				
左手	尺不應	土運	尺不應	右手
	己酉		己卯	
	太陰	少陰	厥陰	

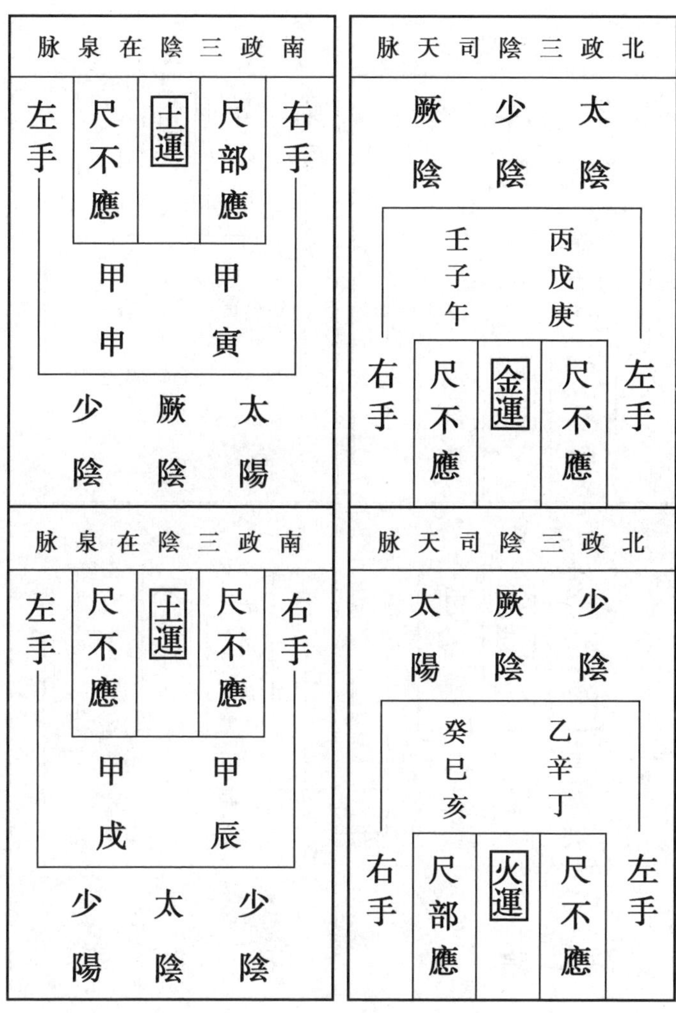
北政三陰司天脈
太陰 少陰 厥陰
丙戌庚
壬子午
左手 尺不應 金運 尺不應 右手
南政三陰在泉脈
右手 尺部應 土運 尺不應 左手
甲寅
甲申
太陽 厥陰 少陰
北政三陰司天脈
少陰 厥陰 太陽
乙辛丁
癸巳亥
左手 尺不應 火運 尺部應 右手
南政三陰在泉脈
右手 尺不應 土運 尺不應 左手
甲辰
甲戌
少陰 太陰 少陽

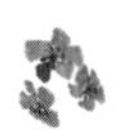

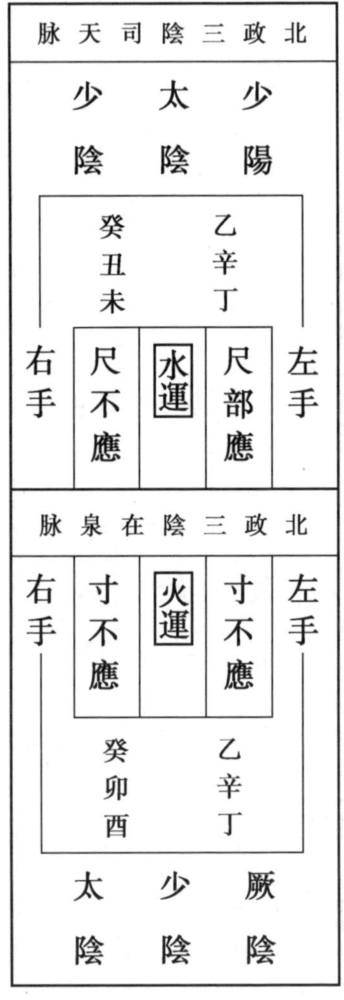

北政三陰司天脉
少陽 太陰 少陰
乙辛丁
癸丑未
左手
尺部應
水運
尺不應
右手
北政三陰在泉脉
左手
寸不應
火運
寸不應
右手
乙辛丁
癸卯酉
厥陰 少陰 太陰

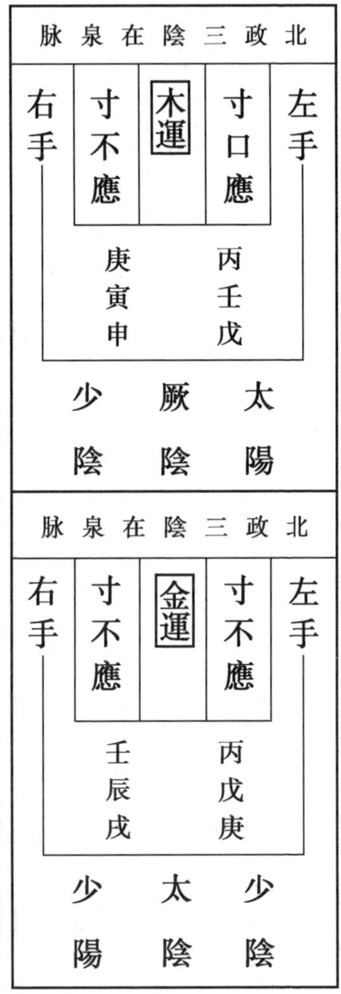

北政三陰在泉脉
左手
寸口應
木運
寸不應
右手
丙壬戌
庚寅申
太陽 厥陰 少陰
北政三陰在泉脉
左手
寸不應
金運
寸不應
右手
丙戌庚
壬辰戌
少陰 太陰 少陽

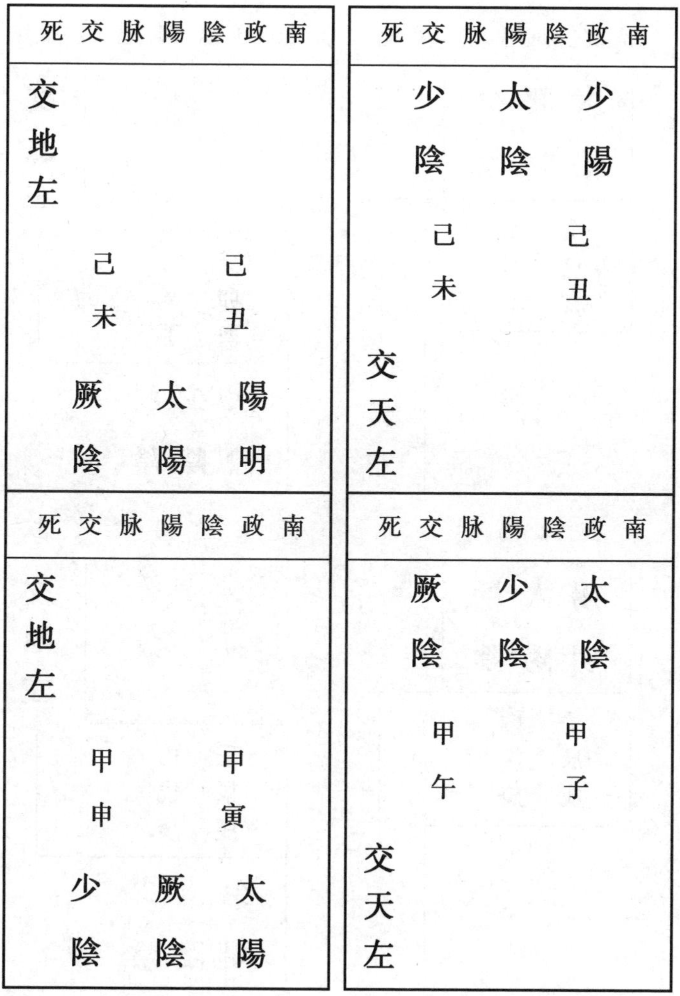

死 交 脉 陽 陰 政 南

交
地
左

己　己
未　丑

厥 太 陽
陰 陽 明

死 交 脉 陽 陰 政 南

少 太 少
陰 陰 陽

己　己
未　丑

交
天
左

死 交 脉 陽 陰 政 南

交
地
左

甲　甲
申　寅

少 厥 太
陰 陰 陽

死 交 脉 陽 陰 政 南

厥 少 太
陰 陰 陰

甲　甲
午　子

交
天
左

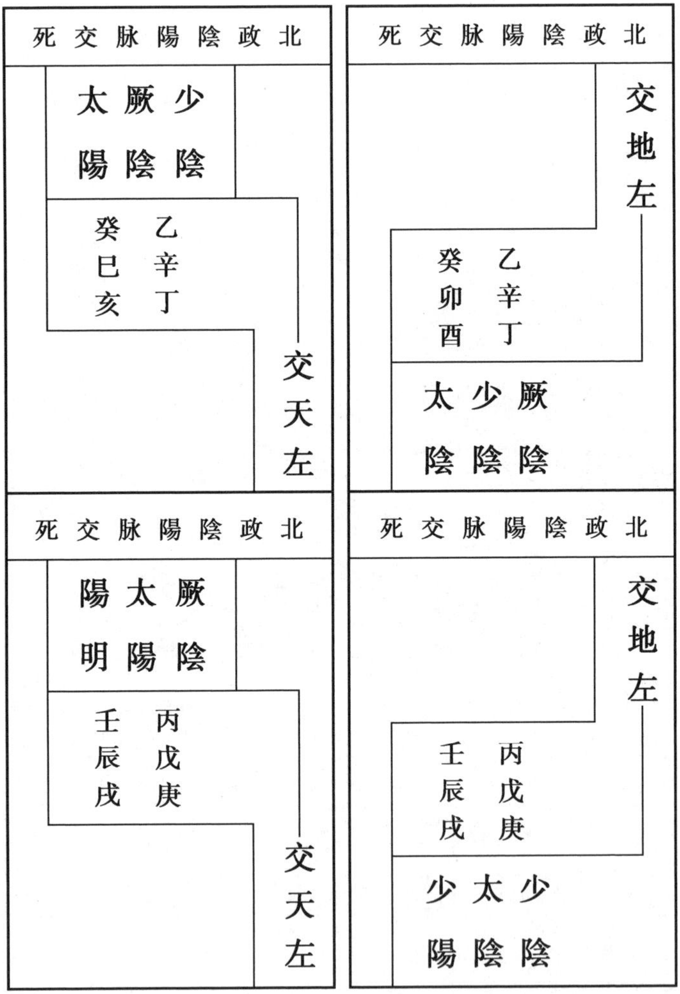

死 交 脈 陽 陰 政 北

太陽 厥陰 少陰

癸巳亥 乙辛丁

交天左

死 交 脈 陽 陰 政 北

交地左

癸卯酉 乙辛丁

太陰 少陰 厥陰

死 交 脈 陽 陰 政 北

陽明 太陽 厥陰

壬辰戌 丙戌庚

交天左

死 交 脈 陽 陰 政 北

交地左

壬辰戌 丙戌庚

少陽 太陰 少陰

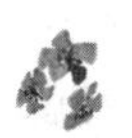

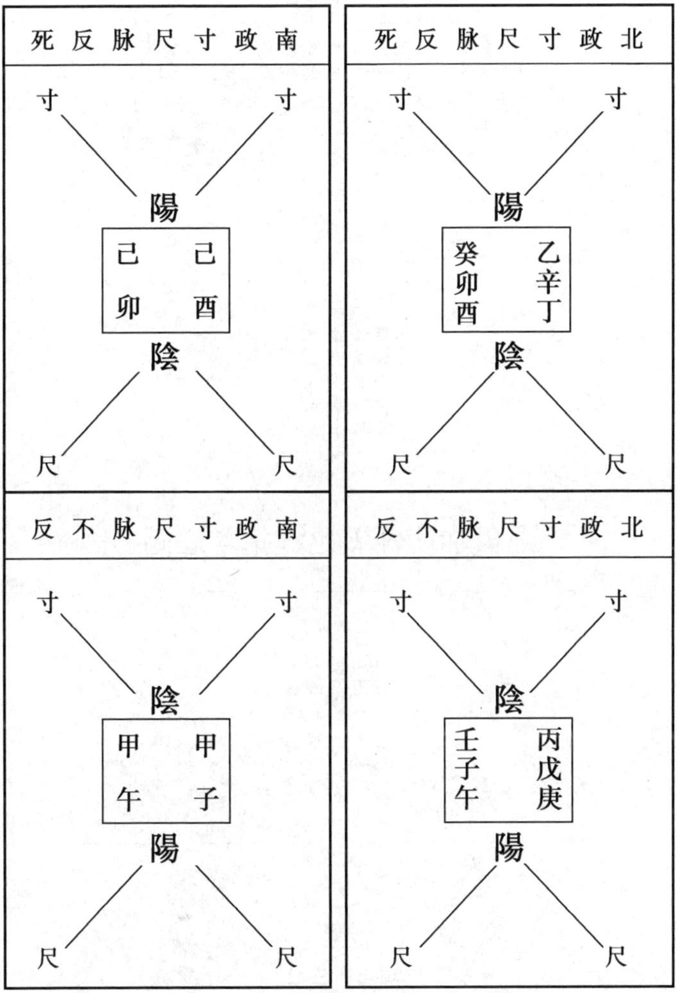

南政寸尺脉反死

北政寸尺脉反死

南政寸尺脉不反

北政寸尺脉不反

運氣加臨汗差手經指掌之圖

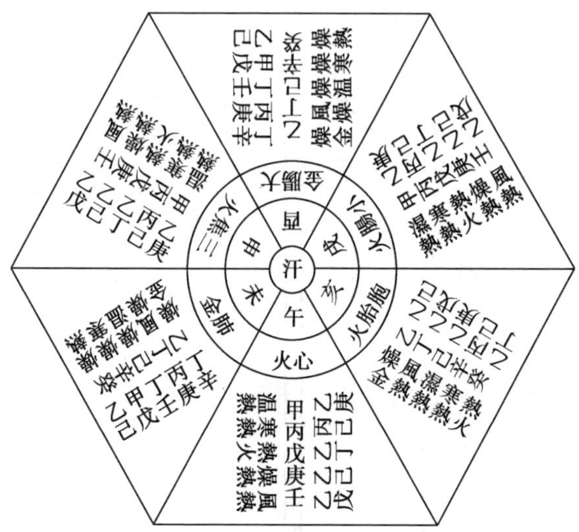

運氣加臨汗差足經指掌之圖

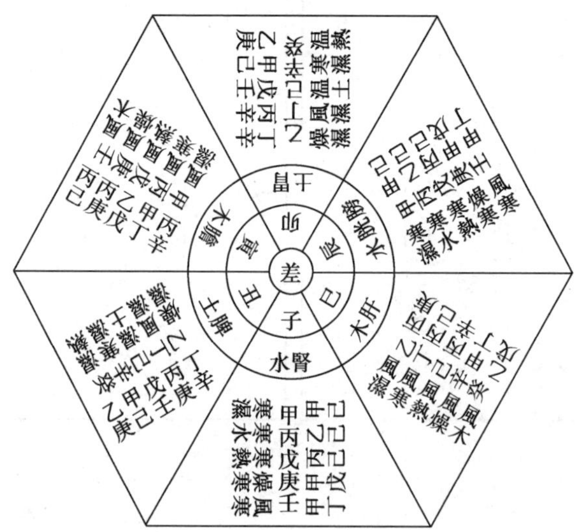

運氣加臨棺墓手經指掌之圖

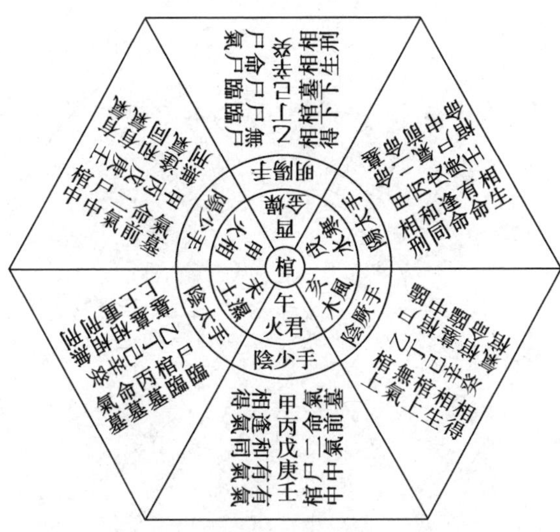

運氣加臨棺墓足經指掌之圖

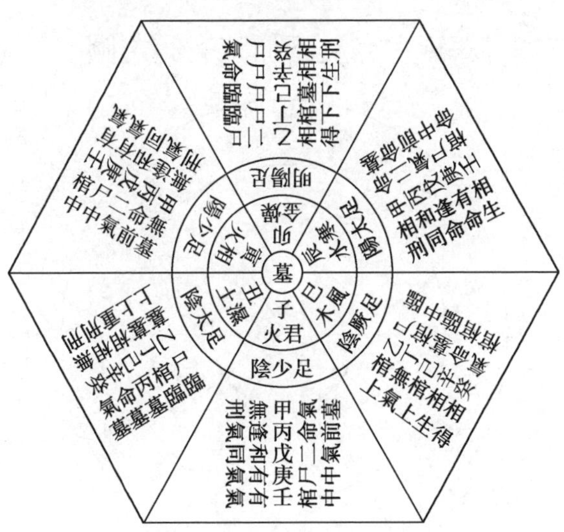

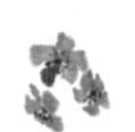

運氣加臨脉候寸尺不應之圖

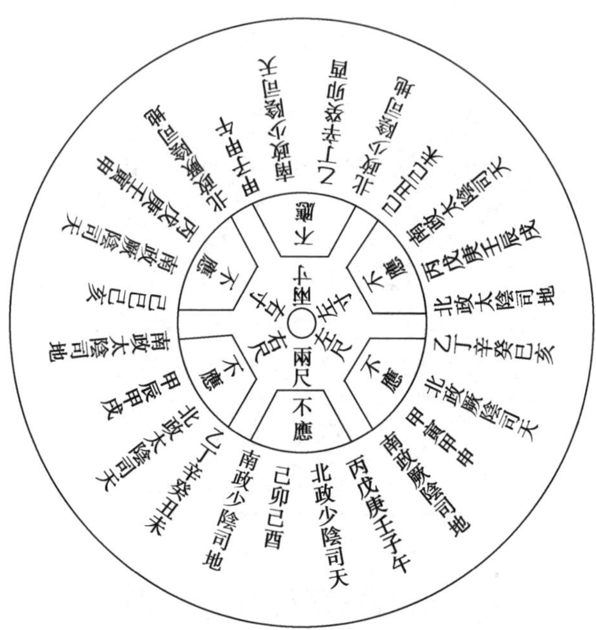

六氣主客上下加臨病證之圖

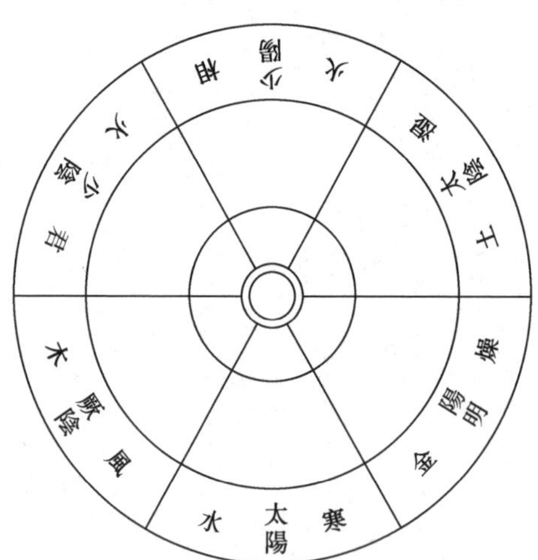

太陽上下加臨補瀉病證之圖

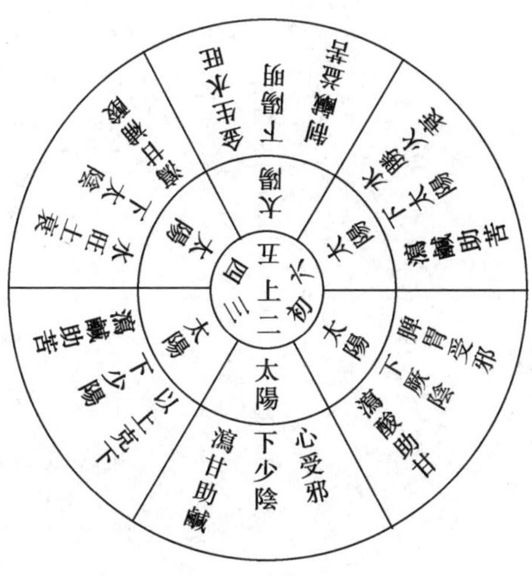

陽明上下加臨補瀉病證之圖

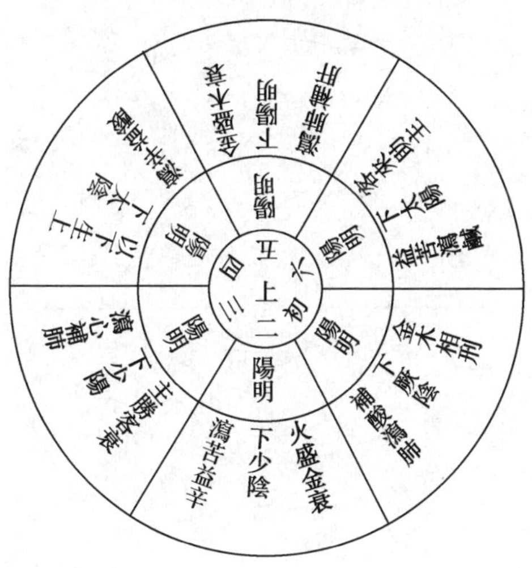

少陽上下加臨補瀉病證之圖

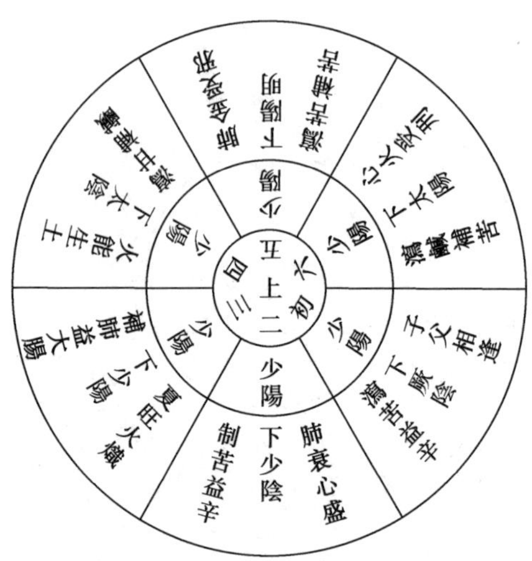

太陰上下加臨補瀉病證之圖

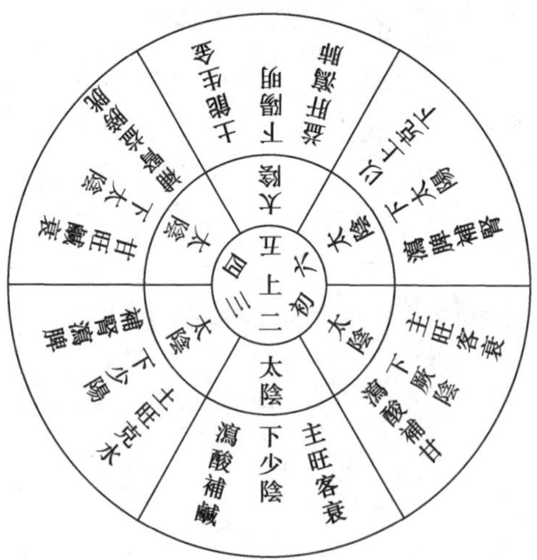

少陰上下加臨補瀉病證之圖

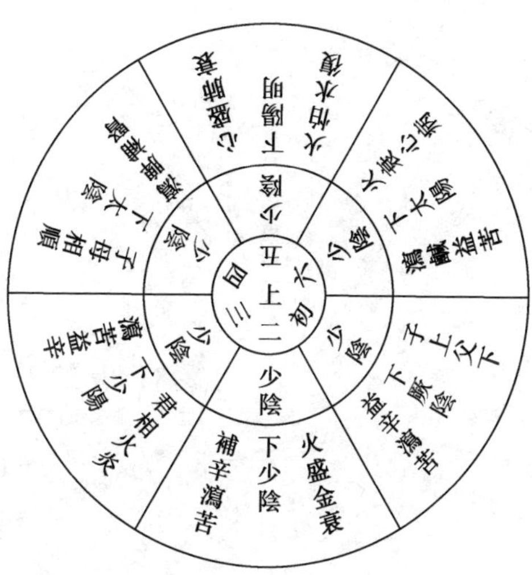

厥陰上下加臨補瀉病證之圖

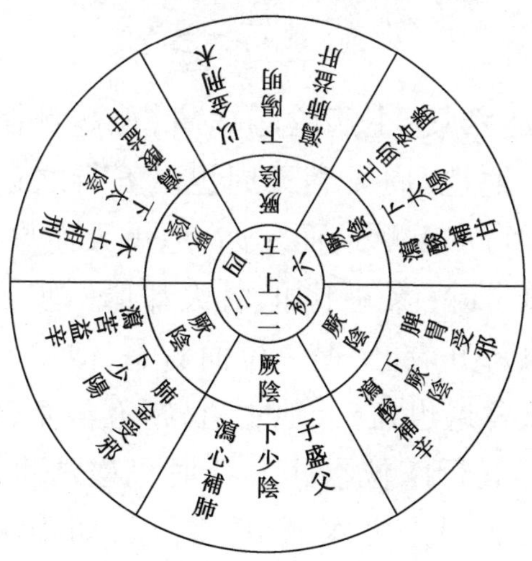

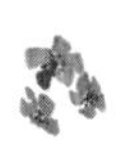

五運六氣主病加臨轉移之圖

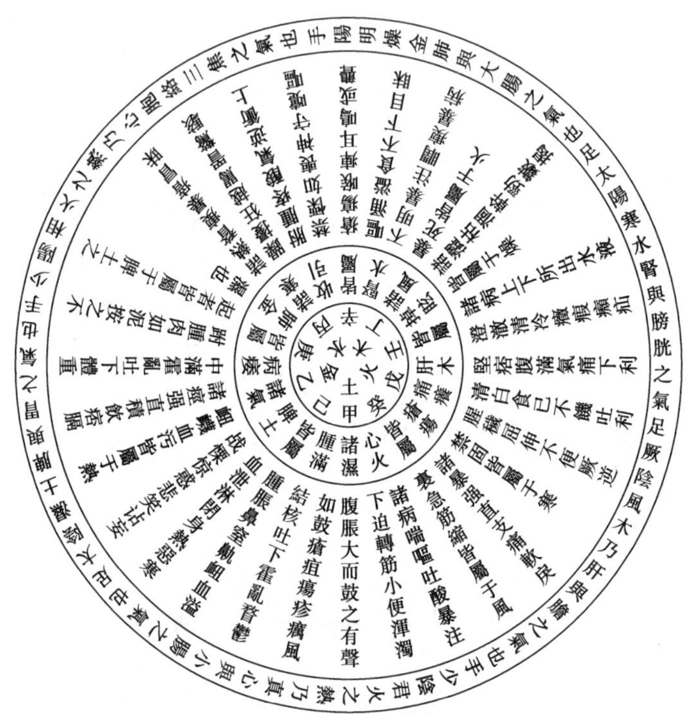

夫五運六氣，主病陰陽虛實，無越此圖。經曰：上天也，下地也，周天謂天周也。五行之位，天垂六氣，地布五行。天順地而左回，地承天而東轉。木運之後，天氣常餘，餘氣不加，君火却退一步，加臨相火之上，是以每五歲已，退一位而右遷，故曰左右周天。餘而復會，會遇也，言天地之道，常五歲畢，則以餘氣還加，復與五行座位再相會合而爲歲法也。周天謂天周地位，非周天之六氣也。經曰：加臨法曰，先立其年，以知其氣，左右應見，然後乃言生死也。

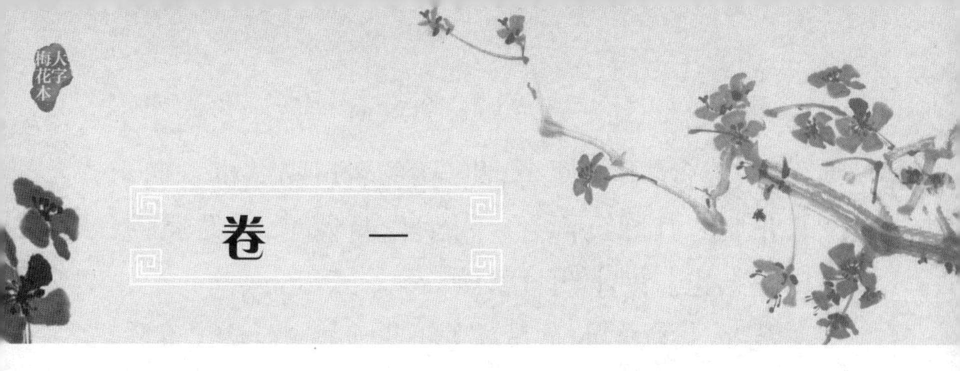

辨脉法第一

問曰：脉有陰陽者，趙本無"者"字何謂也。答曰：凡脉大、浮、數、動、滑，此名陽也；脉沉、澀、弱、弦、微，此名陰也。凡陰病見陽脉者生，陽病見陰脉者死。

《内經》曰：微妙在脉，不可不察。察之有紀，從陰陽始。始之有經，從五行生。茲首論曰：醫統本無"曰"字脉之陰陽者，以脉從陰陽始故也。陽脉有五，陰脉有五，以脉從五行生故也。陽道常饒，大、浮、數、動、滑五者，比之平脉也有餘，故謂之陽。陰道常乏，沉、澀、弱、弦、微五者，比之平脉也不及，故謂之陰。傷寒之爲病，邪在表，則見陽脉；邪在裏，則見陰脉。陰病見陽脉而主生者，則邪氣自裏之表，欲汗而解也，如厥陰中風，脉微浮，爲欲愈，不浮，爲未愈者是也。陽病見陰脉而主死者，則邪氣自表入裏，正虚邪勝，如讝言、妄語、脉沉細者死是也。《金匱要略》曰：諸病在外者可治，入裏者即死，此之謂也。

問曰：脉有陽結陰結者，何以別之。答曰：其脉浮而數，能食，不大便者，此爲實，名曰陽結也。期十七日當劇。其脉沉而遲，不能食，身體重，大便反鞕，名曰陰結也。期十四日當劇。

結者，氣偏結固，陰陽之氣不得而雜之。陰中有陽，陽中有陰，陰陽相雜以爲和，不相雜以爲結。浮數，陽脉也；能食而不大便，裏實也。爲陽氣結固，陰不得而雜之，是名陽結。沉遲，陰脉也；不能食，身體重，陰病也；陰病見陰脉，則當下利，今大便鞕者，爲陰氣結固，陽不得而雜之，是名陰結。論其數者，傷寒之病，一日太陽，二日陽明，三日少陽，四日太陰，五日少陰，六日厥陰。至六日爲傳經盡，七日當愈。七日不愈者，謂之再傳醫統本無“傳”字經。言再傳醫統本無“傳”字經者，再自太陽而傳，至十二日再至厥陰爲傳經盡，十三日當愈。十三日不愈者，謂之過經，言再傳醫統本無“傳”字過太陽之經，亦以次而傳之也。陽結爲火，至十七日傳少陰水，水能制火，火邪解散，則愈；陰結屬水，至十四日傳陽明土，土能制水，水邪解散，則愈。彼邪氣結甚，水又不能制火，土又不能制水，故當劇。《内經》曰：一候後則病，二候後則病甚，三候後則病危也。

問曰：病有灑淅惡寒而復發熱者，何？答曰：陰脉不足，陽往從之；陽脉不足，陰往乘之。曰：何謂陽不足。答曰：假令寸口脉微，名曰陽不足，陰氣上入陽中，則灑淅惡寒也。曰：何謂陰不足。答曰：假令趙本無“假令”二字尺脉弱，名曰陰不足，陽氣下陷入陰中，则發熱也。

一陰一陽謂之道，偏陰偏陽謂之疾。陰偏不足，則陽得而從之；陽偏不足，則陰得而乘之。陽不足，則陰氣上入陽中，爲惡寒者，陰勝則寒矣；陰不足，陽氣下陷入陰中，爲發熱者，陽勝則熱矣。

陽脉浮趙本注："一作微"陰脉弱者，則血虚，血虚則筋急也。

陽爲氣，陰爲血。陽脉浮者，衛氣强也；陰脉弱者，榮血弱也。《難經》曰：氣主呴之，血主濡之。血虚，則不能濡潤筋絡，故筋急也。

其脉沉者，榮氣微也。

《内經》云：脉者，血之府也。脉實則血實，脉虚則血虚，此其常也。脉沉者，知榮血内微也。

其脉浮，而汗出如流珠者，衛氣衰也。

《針經》云：衛氣者，所以温分肉、充皮毛、肥腠理、司開合者生。脉浮，汗出如流珠者，腠理不密，開合不司，爲衛氣外衰也。浮主候衛，沉主候榮，以浮沉别榮衛之衰微，理固然矣。然而衰甚於微，所以於榮言微，而衛言衰者，以其汗出如流珠，爲陽氣外脱，所以衛病甚於榮也。

榮氣微者，加燒針，則血流趙本作"留"不行，更發熱而躁煩也。

衛陽也，榮陰也。燒針益陽而損陰。榮氣微者，謂陰虚也。《内經》曰：陰虚而醫統本作"生"内熱，方其内熱，又加燒針以補陽，不惟兩熱相合而榮血不行，必更外發熱而内躁煩也。

脉趙本注:"一云秋脉"藹藹,如車蓋者,名曰陽結也。

藹藹如車蓋者,大而厭厭聶聶也。爲陽氣鬱結於外,不與陰氣和雜也。

脉趙本注:"一云夏脉"纍纍,趙本作:"纍纍"如循長竿者,名曰陰結也。

纍纍如循長竿者,連連而强直也。爲陰氣鬱結於内,不與陽氣和雜也。

脉瞥瞥,如羹上肥者,陽氣微也。

輕浮而陽醫統本作"主"微也。

脉縈縈,如蜘蛛絲者,陽氣趙本注:"一云陰氣"衰也。

縈縈滯也,若縈縈惹惹之不利也。如蜘蛛絲者,至細也。微爲陽微,細爲陽衰。《脉要》曰:微爲氣痞,是未至於衰。《内經》曰:細則氣少,以至細爲陽衰宜矣。

脉綿綿,如瀉漆之絶者,亡其血也。

綿綿者,連綿而軟也。如瀉漆之絶者,前大而後細也。《正理論》曰:天樞開發,精移氣變,陰陽交會,胃和脉生,脉復生也。陽氣前醫統本作"先"至,陰氣後至,則脉前爲陽氣,後爲陰氣。脉來,前大後細,爲陽氣有餘,而陰氣不足,是知亡血。

脉來緩,時一止復來者,名曰結。脉來數,時一止復來者,名曰促。趙本注:"一作縱"脉陽盛則促,陰盛則結,此皆病脉。

脉一息四至曰平,一息三至曰遲,小快於遲曰緩,一息六至曰數,時有一止者,陰陽之氣不得相續也。陽行也速,陰行也緩。緩以候陰,若陰氣勝,而陽不能相續,則脉來緩而時一止;數以候陽,若陽氣勝,而陰不能相續,則脉來數而時一止。傷寒有結代之脉,動而中止,不能自還爲死脉。此結促之脉,止是陰陽偏勝,而時有一止,即非脱絶而止,云此皆病脉。

陰陽相搏,名曰動。陽動則汗出,陰動則發熱。形冷、惡寒者,此三焦傷也。

動爲陰陽相搏,方其陰陽相搏而虚者則動。陽動爲陽虚,故汗出;陰動爲陰虚,故發熱也。如不汗出,發熱,而反形冷、惡寒者,三焦傷也。三焦者,原氣之别使,主行氣於陽。三焦既傷,則陽氣不通而微,致身冷而惡寒也。《金匱要略》曰:陽氣不通即身冷。經曰:陽微則惡寒。

若數脉見於關上,上下無頭尾,如豆大,厥厥動摇者,名曰動也。

《脉經》云:陽出陰入,以關爲界。關爲陰陽之中也,若數脉見於關上,上下無頭尾,如豆大,厥厥動摇者,是陰陽之氣相搏也,故名曰動。

陽脉浮大而濡,陰脉浮大而濡,陰脉與陽脉同等者,名曰緩也。

陽脉寸口也,陰脉尺中也。上下同等,無有偏勝者,是陰陽之氣和緩也,非若遲緩之有邪也。陰陽偏勝者爲結、爲促,陰陽相搏者爲動,陰陽氣和者爲緩,學者不可不知也。

脉浮而緊者，名曰弦也。弦者狀如弓弦，按之不移也。脉緊趙本作“陰”者，如轉索無常也。

《脉經》云：弦與緊相類，以弦爲虚，故雖緊如醫統本作“而”弦，而按之不移，不移則不足也。經曰：弦則爲減，以緊爲實，是切之如轉索無常而不散。《金匱要略》曰：脉緊如轉索無常者，有宿食也。

脉弦而大，弦則爲減，大則爲芤。減則爲寒，芤則爲虚。寒虚相搏，此名爲革。婦人則半産、漏下，男子則亡血、失精。

弦則爲減，減則爲寒。寒者謂陽氣少也。大則爲芤，芤則爲虚，虚者謂血少不足也。熊校記：芤則爲虚者，汪本虚下增“虚”字。按注義總釋弦減寒氣少，大芤虚爲血少，非單言寒少氣、虚少血也。元版上句誤重寒字，謂血少不足也。舊鈔與汪本同。按少即不足，於義爲復，少字疑誤衍所謂革者，言其既寒且虚，則氣血改革，不循常度。男子得之，爲真陽減，而不能内固，故主亡血、失精；婦人得之，爲陰血虚，而不能滋養，故主半産、漏下。

問曰：病有戰而汗出，因得解者，何也？答曰：脉浮而緊，按之反芤，此爲本虚，故當戰而汗出也。其人本虚，是以發戰。以脉浮，故當汗出而解也。

浮爲陽，緊爲陰，芤爲虚。陰陽争則戰，邪氣將出，邪與正争，其人本虚，是以發戰。正氣勝則戰，戰已復發熱而大汗解也。

若脉浮而數，按之不芤，此人本不虚；若欲自解，但汗出耳，不發戰也。

浮、數，陽也。本實陽勝，邪不能與正争，故不發戰也。

問曰：病有不戰而汗出解者，何也？答曰：脉大而浮數，故知不戰汗出而解也。

陽勝則熱，陰勝則寒，陰陽争則戰。脉大而浮數皆陽也，陽氣全勝，陰無所争，何戰之有。

問曰：病有不戰，不汗出而解者，何也？答曰：其脉自微，此以曾經趙本無"經"字發汗、若吐、若下、若亡血，以内無津液，此陰陽自和，必自愈，故不戰、不汗出而解也。

脉微者，邪氣微也。邪氣已微，正氣又弱，脉所以微。既經發汗、吐下、亡陽、亡血，内無津液，則不能作汗，得陰陽氣和而自愈也。

問曰：傷寒三日，脉浮數而微，病人身凉和者，何也？答曰：此爲欲解也。解以夜半。脉浮而解者，濈然汗出也；脉數而解者，必能食也；脉微而解者，必大汗出也。

傷寒三日，陽去入陰之時，病人身熱，脉浮數而大，邪氣傳也；若身凉和，脉浮數而微者，則邪氣不傳而欲解也。解以夜半者，陽生於子也。脉浮，主濈然汗出而解者，邪從外散也；脉數，主能食而解者，胃氣和也；脉微，主大汗出而解者，邪氣微也。

問曰：病脉，欲知愈，未愈者，何以别之？答曰：

寸口、關上、尺中三處，大小、浮沉、遲數同等，雖有寒熱不解者，此脉陰陽爲和平，雖劇當愈。

三部脉均等，即正氣已和，雖有餘邪，何害之有。

立夏，趙本立上有“師曰”二字得洪趙本注：“一作浮”大脉，是其本位。其人病，身體苦疼重者，須發其汗；若明日身不疼不重者，不須發汗；若汗濈濈自出者，明日便解矣。何以言之，立夏得洪大脉，趙本作“立夏脉洪大”是其時脉，故使然也。四時仿此。

脉來應時，爲正氣内固，雖外感邪氣，但微自汗出而亦解爾。《内經》曰：脉得四時之順者病無他。

問曰：凡病欲知何時得？何時愈？答曰：假令夜半得病，趙本有“者”字明日日中愈；日中得病，趙本有“者”字夜半愈。何以言之？日中得病，夜半愈者，以陽得陰則解也。夜半得病，明日日中愈者，以陰得陽則解也。

日中得病者，陽受之，夜半得病者，陰受之。陽不和，得陰則和，是解以夜半；陰不和，得陽則和，是解以日中。經曰：用陽和陰，用陰和陽。

寸口脉浮爲在表，沉爲在裏，數爲在府，遲爲在藏。假令脉遲，此爲在藏也。

經曰：諸陽浮數爲乘府，諸陰遲澀爲乘藏。

趺陽脉浮而澀，少陰脉如經也，趙本、醫統本並作“者”其病在脾，法當下利。何以知之？若脉浮大者，氣實血虚也。今趺陽脉浮而澀，故知脾氣不足，胃氣虚也，以少陰脉弦而浮趙本注："一作沉"纔見。此爲調脉，故稱如經也。若反滑而數者，故知當屎膿也。趙本注："《玉函》作溺"。

趺陽者，胃之脉。診得浮而澀者，脾胃不足也。浮者，以爲氣實，澀者，以爲血虚者，此非也。經曰：脉浮而大，浮爲氣實，大爲血虚。若脉浮大，當爲氣實血虚。今趺陽脉浮而澀，浮則胃虚，澀則脾寒，脾胃虚寒，則穀不消，而水不別，法當下利。少陰腎脉也，腎爲肺之子，爲肝之母，浮爲肺脉，弦爲肝脉，少陰脉弦而浮，爲子母相生，故云調脉。若滑而數者，則客熱在下焦，使血流腐而爲膿，故屎膿也。

寸口脉浮而緊，浮則爲風，緊則爲寒。風則傷衛，寒則傷榮。榮衛俱病，骨節煩疼，當發其汗也。

《脉經》云：風傷陽，寒傷陰。衛爲陽，榮爲陰，風爲陽，寒爲陰，各從其類而傷也。《易》曰：水流濕、火就燥者，是矣！衛得風則熱，榮得寒則痛。榮衛俱病，故致骨節煩疼，當與麻黄湯，發汗則愈。

趺陽脉遲而緩，胃氣如經也。趺陽脉浮而數，浮則傷胃，數則動脾，此非本病，醫特下之所爲也。榮衛内陷，其數先微，脉反但浮，其人必大便鞕，氣噫而除。何以言之？本以數脉動脾，其數先微，故知脾氣不治，大便鞕，氣噫而除。今脉反浮，其數改微，邪氣獨留，心中則飢，邪熱不殺穀，潮熱發渴，數脉當遲緩，脉因前後度數如法，病者則飢。數脉不時，則生惡瘡也。

經，常也。趺陽之脉，以候脾胃，故遲緩之脉爲常。若脉浮數，則爲醫妄下，傷胃動脾，邪氣乘虚内陷也。邪在表則見陽脉，邪在裏則見陰脉。邪在表之時，脉浮而數也，因下裏虚，榮衛内陷，邪客於脾，以數則動脾。今數先微，則是脾邪先陷於裏也，胃虚脾熱，津液乾少，大便必鞕。《針經》曰：脾病善噫，得後出餘氣，則快然而衰，今脾客邪熱，故氣噫而除。脾能消磨醫統本作“磨消”水穀，今邪氣獨留於脾，脾氣不治，心中雖飢而不能殺穀也。脾主爲胃行其津液，脾爲熱爍，故潮熱而發渴也。趺陽之脉，本遲而緩，因下之後，變爲浮醫統本作“浮爲”數，榮衛内陷，數復改微，是脉因前後度數如法，邪熱内陷於脾，而心中善飢也。數脉不時者，爲數當改微，而復不微，如此則是邪氣不傳於裏，但鬱於榮衛之中，必出自肌皮，爲惡瘡也。

師曰：病人脉微而澀者，此爲醫所病也。大發其汗，又數大下之，其人亡血，病當惡寒，後乃發熱，無休止時。夏月盛熱，欲着復衣，冬月盛寒，欲裸其身，所以然者，陽微則惡寒，陰弱則發熱。此醫發其汗，令趙本作“使”陽氣微，又大下之，令陰氣弱，五月之時，陽氣在表，胃中虚冷，以陽氣内微，不能勝冷，故欲着復衣；十一月之時，陽氣在裏，胃中煩熱，以陰氣内弱，不能勝熱，故欲裸其身。又陰脉遲澀，故知血亡也。趙本作“亡血”。

微爲亡陽，澀則無血，不當汗而强與汗之者，令陽氣微，陰氣上入陽中，則惡寒，故曰陽微則惡寒。不當下而强與下之者，令陰氣弱，陽氣下陷入陰中，則發熱，故曰陰弱則發熱。氣爲陽，血爲陰，陽脉以候氣，陰脉以候血，陰脉遲澀，爲榮血不足，故知亡血。經曰：尺脉遲者，不可發汗，以榮氣不足，血少故也。

脉浮而大，心下反鞕，有熱屬藏者，攻之，不令發汗。

浮大之脉，當責邪在表，若心下反鞕者，則熱已甚，而内結也。有熱屬藏者，爲別無虚寒，而但見裏熱也。藏屬陰，爲悉在裏，故可下之。攻之謂下之也，不可謂脉浮大，更與發汗。《病源》曰：熱毒氣乘心，心下痞滿，此爲有實，宜速下之。

屬府者，不令溲數。溲數則大便鞕，汗多則熱愈，汗少則便難，脉遲尚未可攻。

雖心下鞕，若餘無裏證，但見表證者，爲病在陽，謂之屬府，當先解表，然後攻痞。溲，小便也，勿爲飲結，而利小便，使其溲數，大便必鞕也。經曰：小便數者，大便必鞕，謂走其津液也。汗多，則邪氣除而熱愈，汗少，則邪熱不盡，又走其津液，必便難也。鞕家當下，設脉遲，則未可攻，以遲爲不足，即裏氣未實故也。

脉浮而洪，身汗如油，喘而不休，水漿不下，體形趙本作“形體”不仁，乍静乍亂，此爲命絶也。

病有不可治者，爲邪氣勝於正氣也。《内經》曰：大則邪至。又曰：大則病進。脉浮而洪者，邪氣勝也；身汗如油，喘而不休者；正氣脱也；四時以胃氣爲本，水漿不下者，胃氣盡也；一身以榮衛爲充，形體不仁者，榮衛絶也；不仁爲痛癢俱不知也。《針經》曰：榮衛不行，故爲不仁。争則亂，安則静，乍静乍亂者，正與邪争，正負邪勝也。正氣已脱，胃氣又盡，榮衛俱絶，邪氣獨勝，故曰命絶也。

又未知何藏先受其灾，若汗出髮潤，喘不休者，此爲肺先絶也。

肺，爲氣之主，爲津液之帥。汗出、髮潤者，津脱也；喘不休者，氣脱也。

陽反獨留，形體如煙熏，直視摇頭者，趙本、醫統本皆有"者"字此趙本有"爲"字心絶也。

肺主氣，心主血，氣爲陽，血爲陰。陽反獨留者，則爲身體大熱，是血先絶而氣獨在也。形體如煙熏者，爲身無精華，是血絶不榮於身也。心脉俠咽係目，直視者，心經絶也。頭爲諸陽之會，摇頭者，陰絶而陽無根也。

唇吻反青，四肢漐習者，此爲肝絶也。

唇吻者，脾之候。肝色青，肝絶，則真色見於所勝之部也。四肢者，脾所主。肝主筋，肝絶則筋脉引急，發於所勝之分也。漐習者，爲振動，若搐搦，手足時時引縮也。

環口黧黑，柔汗發黄者，此爲脾絶也。

脾主口唇，絶則精華去，故環口黧黑。柔爲陰，柔汗，冷汗也。脾胃爲津液之本，陽氣之宗，柔汗發黄者，脾絶，而陽脱，真色見也。

溲便遺失、狂言、目反直視者，此爲腎絶也。

腎司開合，禁固便溺。溲便遺失者，腎絶不能約制也。腎藏志，狂言者，志不守也。《内經》曰：狂言者，是失志矣。失志者死。《針經》曰：五藏之精氣皆上注於目，骨之精爲瞳子，目反直視者，腎絶，則骨之精不榮於瞳子，而瞳子不轉也。

又未知何藏陰陽前絶，若陽氣前絶，陰氣後竭者，其人死，身色必青；陰氣前絶，陽氣後竭者，其人死，身色必赤，腋下温，心下熱也。

陽主熱而色赤，陰主寒而色青。其人死也，身色青，則陰未離乎體，故曰陰氣後竭。身色赤，腋下温，心下熱，則陽未離乎體，故曰陽氣後竭。《針經》云：醫統本作"曰"人有兩死而無兩生，此之謂也。

寸口脉浮大，而醫反下之，此爲大逆。浮則無血，大則爲寒，寒氣相搏，則爲腸鳴，醫乃不知，而反飲冷水，令汗大出，水得寒氣，冷必相搏，其人即䭇。

經云：脉浮大，應發汗，若反下之，爲大逆。浮大之脉，邪在表也，當發其汗，若反下之，是攻其正氣，邪氣得以深入，故爲大逆。浮則無血者，下後亡血也；大則爲寒者，邪氣獨在也。寒邪因裏虚而入，寒氣相搏，乃爲腸鳴，醫見脉大，以爲有熱，飲以冷水，欲令水寒勝熱而作大汗，裏先虚寒，又得冷水，水寒相搏，使中焦之氣澀滯，故令䭇也。

趺陽脉浮，浮則爲虚，浮虚相搏，故令氣䭇，言胃氣虚竭也。脉滑，則爲噦。此爲醫咎，責虚取實，守空迫血。脉浮、鼻中燥者，必衄也。

趺陽脉浮爲餲，脉滑爲噦，皆醫之咎，責虛取實之過也。《内經》曰：陰在内，陽之守也，陽在外，陰之使也。發汗攻陽，亡津液，而陽氣不足者，謂之守空。經曰：表氣微虛，裏氣不守，故使邪中於陰也。陰醫統本作"陽"不爲陽守，邪氣因得而入之，内搏陰血，陰失所守，血乃妄行，未知從何道而出。若脉浮、鼻燥者，知血必從鼻中出也。

諸脉浮數，當發熱，而灑淅惡寒，若有痛處，飲食如常者，蓄積有膿也。

浮數之脉，主邪在經，當發熱，而灑淅惡寒，病人一身盡痛，不欲飲食者，傷寒也。若雖發熱，惡寒而痛，偏着一處，飲食如常者，即非傷寒，是邪氣鬱結於經絡之間，血氣壅遏不通，欲蓄聚而成癰膿也。

脉浮而遲；面熱赤而戰惕者，六七日當汗出而解；反發熱者，差遲。遲爲無陽，不能作汗，其身必癢也。

脉浮，面熱赤者，邪氣外浮於表也；脉遲，戰惕者，本氣不足也。六七日爲醫統本有"邪"字傳經盡，當汗出而解之時。若當汗不汗，反發熱者，爲裏虛津液不多，不能作汗，既不汗，邪無從出，是以差遲。發熱爲邪氣浮於皮膚，必作身癢也，經曰：以其不能得小汗出，故其身必癢也。

寸口脉陰陽俱緊者，法當清邪中於上焦，濁邪中於下焦。清邪中上，名曰潔也；濁邪中下，名曰渾也。陰中於邪，必内慄也，表氣微虛，裏氣不守，故使邪中於陰也。陽中於邪,必發熱、頭痛、項强、頸攣、腰痛、脛酸,所爲陽中霧露之氣,故曰清邪中上。濁邪中下,陰氣爲慄,足膝逆冷,便溺妄出,表氣微虚,裏氣微急,三焦相混,内外不通,上焦怫鬱,藏氣相熏,口爛食齗也。中焦不治,胃氣上衝,脾氣不轉,胃中爲濁,榮衛不通,血凝不流。若衛氣前通者,小便赤黄,與熱相搏,因熱作使,游於經絡,出入藏府,熱氣所過,則爲癰膿。若陰氣前通者,陽氣厥微,陰無所使,客氣内入,嚏而出之,聲嗢咽塞,寒厥相逐,趙本作"追"爲熱所擁,血凝自下,狀如豚肝,陰陽俱厥,脾氣孤弱,五液注下,下焦不闔,趙本注:"一作盍"清便下重,令便數難,臍趙本作"齊"築湫痛,命將難全。

浮爲陽,沉爲陰。陽脉緊,則霧露之氣中於上焦;陰脉緊,則寒邪中於下焦。上焦者,太陽也。下焦者,少陰也。發熱、頭痛、項强、頸攣、腰疼、脛酸者,霧露之氣中於太陽之經也;濁邪中下,陰氣爲慄,足脛逆冷,便溺妄出者,寒邪中於少陰也。因表氣微虚,邪入而客之,又裏氣不守,邪乘裏弱,遂中於陰,陰虚遇邪,内爲懼慄,致氣微急矣。《内經》曰:陽病者,上行極而下;陰病者,下行極而上。此上焦之邪,甚則下干中焦,下焦之邪,甚則上干中焦,由是三焦混亂也。三焦主持諸氣,三焦既相混亂,則内外之氣,俱不得通,膻中爲陽氣之海,氣因不得通於内外,怫鬱於上焦而爲熱,與藏相熏,口爛食齗。《内經》曰:膈熱不使,上爲口糜。中焦爲上下二焦之邪混亂,則不得平治，中焦在胃之中，中焦失治，胃氣因上衝也。脾，坤也，坤助胃氣，消磨醫統本作“磨消”水穀，脾氣不轉，則胃中水穀不得磨消，故胃中濁也。《金匱要略》曰：穀氣不消，胃中苦濁。榮者，水穀之精氣也；衛者，水穀之悍氣也。氣不能布散，致榮衛不適，血凝不流。衛氣者，陽氣也；榮血者，陰氣也。陽主爲熱，陰主爲寒。衛氣前通者，陽氣先通而熱氣得行也。《内經》曰：膀胱者，津液藏焉，化則能出。以小便赤黄，知衛氣前通也。熱氣與胃醫統本作“衛”氣相摶而行，出入藏府，游於經絡，經絡客熱，則血凝肉腐，而爲癰膿，此見其熱氣得行。若陰氣前通者，則不然，陽在外爲陰之使，因陽氣厥微，陰無所使，遂陰氣前通也。《内經》曰：陽氣者，衛外而爲固也，陽氣厥微，則不能衛外，寒氣因而客之。鼻者，肺之候，肺主聲，寒氣内入者，客於肺經，則嚏而出之，聲嗢咽塞。寒者，外邪也；厥者，内邪也。外内之邪合併，相逐爲熱，則血凝不流。今爲熱所擁，使血凝自下，如豚肝也。上焦陽氣厥，下焦陰氣厥，二氣俱厥，不相順接，則脾氣獨弱，不能行化氣血，滋養五藏，致五藏俱虚，而五液注下。《針經》曰：五藏不和，使液溢而下流於陰。闔，合也。清，圊也。下焦氣脱而不合，故數便而下重。臍爲生氣之原，臍築湫痛，則生氣欲絶，故曰命將難全。

脉陰陽俱緊者，口中氣出，唇口乾燥，踡卧足冷，鼻中涕出，舌上胎滑，勿妄治也。到七日已趙本作“以”來，其人微發熱，手足温者，此爲欲解；或到八日已趙本作“以”上，反大發熱者，此爲難治。設使惡寒者，必欲嘔也;腹内痛者,必欲利也。

脉陰陽俱緊,爲表裏客寒。寒爲陰,得陽則解。口中氣出,唇口乾燥者,陽氣漸復,正氣方温也。雖爾然而陰未盡散,蜷卧足冷,鼻中涕出,舌上滑胎,知陰猶在也。方陰陽未分之時,不可妄治,以偏陰陽之氣。到七日已來,其人微發熱,手足温者,爲陰氣已絶,陽氣得復,是爲欲解。若過七日不解,到八日已上,反發大熱者,爲陰極變熱,邪氣勝正,故云難治。陽脉緊者,寒邪發於上焦,上焦主外也;陰脉緊者,寒邪發於下焦,下焦主内也。設使惡寒者,上焦寒氣勝,是必欲嘔也;腹内痛者,下焦寒氣勝,是必欲利也。

脉陰陽俱緊,至於吐利,其脉獨不解,緊去入熊校記:緊去人安,汪本、趙本人作"入"。按注云:緊去則人安,以文意求之成本自作人,不作入安,此爲欲解。若脉遲至六七日,不欲食,此爲晚發,水停故也,爲未解;食自可者,爲欲解。

脉陰陽俱緊,爲寒氣甚於上下,至於吐利之後,緊脉不罷者,爲其脉獨不解,緊去則人安,爲欲解。若脉遲至六七日,不欲食者,爲吐利後,脾胃大虚。《内經》曰:飲入於胃,游溢精氣,上輸於脾,脾氣散精,上歸於肺,通調水道,下輸膀胱,水精四布,五經並行。脾胃氣强,則能輸散水飲之氣;若脾胃氣虚,則水飲内停也。所謂晚發者,後來之疾也。若至六七日而欲食者,則脾胃已和,寒邪已散,故云欲解。

病六七日,手足三部脉皆至,大煩而口噤不能言，其人躁擾者，必欲解也。

煩，熱也。傳經之時，病人身大煩，口噤不能言，内作躁擾，則陰陽争勝。若手足三部脉皆至，爲正氣勝，邪氣微，陽氣復，寒氣散，必欲解也。

若脉和，其人大煩，目重，瞼内際黄者，此爲趙本無"爲"字欲解也。

《脉經》曰：病人兩目眦有黄色起者，其病方愈。病以脉爲主，若目黄大煩，脉不和者，邪勝也，其病爲進；目黄大煩，而脉和者，爲正氣已和，故云欲解。

脉浮而數，浮爲風，數爲虚，風爲熱，虚爲寒，風虚相搏，則灑淅惡寒也。

《内經》曰：有者爲實，無者爲虚。氣並則無血，血並則無氣。風則傷衛，數則無血。浮數之脉，風邪並於衛，衛勝則榮虚也。衛爲陽，風搏於衛，所以爲熱。榮爲陰，榮氣虚，所以爲寒。風並於衛者，發熱、惡寒之證具矣。

脉浮而滑，浮爲陽，滑爲實，陽實相搏，其脉數疾，衛氣失度，浮滑之脉數疾，發熱汗出者，此爲不治。

浮爲邪氣並於衛，而衛氣勝；滑爲邪氣並於榮，而榮氣實。邪氣勝實，擁於榮衛，則榮衛行速，故脉數疾。一息六至曰數，平人脉一息四至，衛氣行六寸，今一息六至，則衛氣行九寸，計過平人之半，是脉數疾，知衛氣失其常度也。浮滑數疾之脉，發熱汗出而當解，若不解者，精氣脱也，必不可治。經曰：脉陰陽俱盛，大汗出不解者死。

傷寒咳逆上氣，其脉散者死。謂其形損故也。

《千金方》云：以喘嗽爲咳逆，上氣者肺病，散者心脉，是心火刑於肺金也。《内經》曰：心之肺謂之死陰，死陰之屬，不過三日而死，以形見其損傷故也。

平脉法第二

問曰：脉有三部，陰陽相乘。榮衛血氣，在人體躬。呼吸出入，上下於中，因息游布，津液流通。隨時動作，傚象形容，春弦秋浮，冬沉夏洪。察色觀脉，大小不同，一時之間，變無經常，尺寸參差，或短或長。上下乖錯，或存或亡。病輒改易，進退低昂。心迷意惑，動失紀綱。願爲具陳，令得分明。師曰：子之所問，道之根源。脉有三部，尺寸及關。

寸爲上部，關爲中部，尺爲下部。

榮衛流行，不失衡銓。

衡銓者，稱也，可以稱量輕重。《内經》曰：春應中規，夏應中矩，秋應中衡，冬應中權。榮行脉中，衛行脉外，榮衛與脉相隨，上下應四時，不失其常度。

腎沉、心洪、肺浮、肝弦，此自經常，不失銖分。

腎，北方水，王於冬，而脉沉。心，南方火，王於夏，而脉洪。肺，西方金，王於秋，而脉浮。肝，東方木，王於春，而脉弦，此爲經常，銖分之不差也。

出入升降，漏刻周旋，水下二趙本作“百”。熊校記：水下二刻，趙本二作“百”。按注，成本自作二，不誤。趙本或别有意也刻，一周循環。

人身之脉，計長一十六丈二尺，一呼脉行三寸，一吸脉行三寸，一呼一吸爲一息，脉行六寸。一日一夜，漏水下百刻，人一萬三千五百息，脉行八百一十丈，五十度周於身。則一刻之中，人一百三十五息，脉行八丈一尺，水下二刻。人二百七十息，脉行一十六丈二尺，一周於身也。脉經之行，終而復始，若循環之無端也。

當復寸口，虚實見焉。

脉經醫統本作“經脉”之始，從中焦注於手太陰寸口，二百七十息，脉行一周身，復還至於寸口。寸口爲脉之經始，故以診視虚實焉。經曰：虚實死生之要，皆見於寸口之中。

變化相乘，陰陽相干。風則浮虚，寒則牢堅；沉潛水蓄，趙本、醫統本皆作“滀”支飲急弦；動則爲痛，數則熱煩。

風傷陽，故脉浮虚；寒傷陰，故脉牢堅；蓄積於内者，謂之水蓄，故脉沉潛；支散於外者，謂之支飲，故脉急弦。動則陰陽相搏，相搏則痛生焉。數爲陽邪氣勝，陽勝則熱煩焉。

設有不應，知變所緣，三部不同，病各異端。

脉與病不相應者，必緣傳變之所致。三部以候五藏之氣，隨部察其虚實焉。

太趙本作"大"過可怪，不及亦然，邪不空見，中趙本作"終"必有奸，審察表裏，三焦別焉，知其所舍，消息診看，料度府藏，獨見若神。爲子條記，傳與賢人。

太過、不及之脉，皆有邪氣干於正氣，審看在表在裏，入府入藏，隨其所舍而治之。

師曰：呼吸者，脉之頭也。

《難經》曰：一呼脉行三寸，一吸脉行三寸，以脉隨呼吸而行，故言脉之頭也。

初持脉，來疾去遲，此出疾入遲，名曰内虚外實也。初持脉，來遲去疾，此出遲入疾，名曰内實外虚也。

外爲陽，内爲陰。《内經》曰：來者爲陽，去者爲陰。是出以候外，入以候内。疾爲有餘，有餘則實；遲爲不足，不足則虚。來疾去遲者，陽有餘而陰不足，故曰内虚外實；來遲去疾者，陽不足而陰有餘，故曰内實外虚。

問曰：上工望而知之，中工問而知之，下工脉而知之，願聞其説。師曰：病家人請云，病人若發熱，身體疼，病人自卧。師到，診其脉，沉而遲者，知其差也。何以知之？趙本有"若"字表有病者，脉當浮大，今脉反沉遲，故知愈也。

望以觀其形證，問以知其所苦，脉以别其表裏。病苦發熱、身疼，邪在表也，當卧不安，而脉浮數。今病人自卧，而脉沉遲者，表邪緩也，是有裏脉而無表證，則知表邪當愈也。

假令病人云，腹内卒痛，病人自坐。師到，脉之，浮而大者，知其差也。何以知之？若裏有病者，脉當沉而細，今脉浮大，故知愈也。

腹痛者，裏寒也。痛甚則不能起，而脉沉細。今病人自坐，而脉浮大者，裏寒散也，是有表脉而無裏證也。則知裏邪當愈。是望證、問病、切脉三者相參而得之，可爲十全之醫。《針經》曰：知一爲上，知二爲神，知三神且明矣。

師曰：病家人來請云，病人發熱，煩極。明日師到，病人向壁卧，此熱已去也。設令脉不和，處言已愈。

發熱、煩極，則不能静卧。今向壁静卧，知熱已去。

設令向壁卧，聞師到，不驚起而盻視，若三言三止，脉之，咽唾者，此詐病也。設令脉自和，處言汝趙本、醫統本皆作“此”病大重，當須服吐下藥，針灸數十百處，乃愈。

詐病者，非善人，以言恐之，使其畏懼，則愈。醫者意也，此其是歟？

師持脉，病人欠者，無病也。

《針經》曰：陽引而上，陰引而下，陰陽相引，故欠。陰陽不相引，則病；陰陽相引則和。是欠者，無病也。

脉之，呻者，病也。

呻，爲呻吟之聲，身有所苦，則然也。

言遲者，風也。

風客於中,則經絡急,舌强難運用也。

摇頭言者,裏痛也。

裏有病,欲言,則頭爲之戰摇。

行遲者,表强也。

表强者,由筋絡引急,而行步不利也。

坐而伏者,短氣也。

短氣者,裏不和也,故坐而喜伏。

坐而下一脚者,腰痛也。

《内經》曰:腰者,身之大關節也。腰痛,爲大關節不利,故坐不能正,下一脚,以緩腰中之痛也。

裏實護腹,如懷卵物者,心痛也。

心痛,則不能伸仰,護腹以按其痛。

師曰:伏氣之病,以意候之,今月之内;欲有伏氣。假令舊有伏氣,當須脉之。若脉微弱者,當喉中痛似傷,非喉痹也。病人云:實咽中痛,雖爾今復欲下利。

冬時感寒,伏藏於經中,不即發者,謂之伏氣。至春分之時,伏寒欲發,故云今月之内,欲有伏氣。假令伏氣已發,當須脉之,審在何經。得脉微弱者,知邪在少陰,少陰之脉,循喉嚨,寒氣客之,必發咽痛;腎司開闔,少陰治在下焦,寒邪内甚,則開闔不治,下焦不約,必成下利。故云:雖爾咽痛,復欲下利。

問曰:人病趙本無"病"字恐怖者,其脉何狀?師曰:脉形如循絲,纍纍然,其面白脱色也。

《内經》曰：血氣者，人之神。恐怖者，血氣不足，而神氣弱也。脉形似循絲，纍纍然，面白脱色者，《針經》曰：血奪者，色夭然不澤。其脉空虚，是知恐怖，爲血氣不足。

問曰：人不飲，其脉何類？師曰：其脉自濇，趙本、醫統本皆無“其”字脣口乾燥也。

濇爲陰，雖主亡津液，而脣口乾燥，以陰爲主内，故不飲也。

問曰：人愧者，其脉何類？師曰：脉浮，而面色乍白乍赤。

愧者，羞也。愧則神氣怯弱，故脉浮，而面色變改不常也。

問曰：經説，脉有三菽、六菽重者，何謂也？師曰：脉者，趙本無“者”字人以指按之，如三菽之重者，肺氣也；如六菽之重者，心氣也；如九菽之重者，脾氣也；如十二菽之重者，肝氣也；按之至骨者，腎氣也。

菽，豆也。《難經》曰：如三菽之重，與皮毛相得者，肺部也；如六菽之重，與血脉相得者，心部也；如九菽之重，與肌肉相得者，脾部也；如十二菽之重，與筋平者，肝部也；按之至骨，舉指來疾者，腎部也。各隨所主之分，以候藏氣。

假令下利，寸口、關上、尺中，悉不見脉，然尺中時一小見，脉再舉頭趙本注：“一云按投”者，腎氣也。若見損脉來至，爲難治。

《脉經》曰：冷氣在胃中，故令脉不通。下利不見脉，則冷氣客於脾胃。今尺中時一小見，爲脾虚腎氣所乘。脉再舉頭者，脾爲腎所乘也。若尺中之脉更或減損，爲腎氣亦衰，脾復勝之，鬼賊相刑，故云難治。是脾勝不應時也。

問曰：脉有相乘、有縱、有横、有逆、有順，何趙本有“謂”字也？師曰：水行乘火，金行乘木，名曰縱；火行乘水，木行乘金，名曰横；水行乘金，火行乘木，名曰逆；金行乘水，木行乘火，名曰順也。

金勝木，水勝火。縱者，言縱任其氣，乘其所勝；横者，言其氣横逆，反乘所不勝也。縱横，與態縱、恣横之義通。水爲金子，火爲木子，子行乘母，其氣逆也；母行乘子，其氣順也。

問曰：脉有殘賊，何謂也？師曰：脉有弦、緊、浮、滑、沉、澀，此六者趙本作“脉”名曰殘賊，能爲諸脉作病也。

爲人病者，名曰八邪，風寒暑濕傷於外也，飢、飽、勞、逸傷於内也。經脉者，榮衛也。榮衛者，陰陽也。其爲諸經脉作病者，必由風寒暑濕，傷於榮衛，客於陰陽之中，風則脉浮，寒則脉緊，中暑則脉滑，中濕則脉澀，傷於陰則脉沉，傷於陽則脉浮。所以謂之殘賊者，傷良曰殘，害良曰賊，以能傷害正氣也。

問曰：脉有灾怪，何謂也？師曰：假令人病，脉得太陽，與形證相應，因爲作湯。比還送湯如食頃，病人乃大吐，若下利，腹中痛。師曰：我前來不見此證，

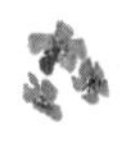

今乃變異，是名灾怪；又問曰：何緣作此吐利？答曰：或有舊時服藥，今乃發作，故名趙本作“爲”灾怪耳。

醫以脉證與藥相對而反變異，爲其灾可怪，故名灾怪。

問曰：東方肝脉，其形何似？師曰：肝者木也，名厥陰，其脉微弦濡弱而長，是肝脉也。肝病自得濡弱者，愈也。

《難經》曰：春脉弦者，肝，東方木也，萬物始生，未有枝葉，故脉來濡弱而長，故曰弦。是肝之平脉，肝病得此脉者，爲肝氣已和也。

假令得純弦脉者，死。何以知之？以其脉如弦直，趙本有“此”字是肝藏傷，故知死也。

純弦者，爲知弦直而不軟，是中無胃氣，爲真藏之脉。《内經》曰：死肝脉來，急益勁，如新張弓弦。

南方心脉，其形何似？師曰：心者火也，名少陰，其脉洪大而長，是心脉也。心病自得洪大者，愈也。

心王於夏，夏則陽外勝，氣血淖溢，故其脉來洪大而長也。

假令脉來微去大，故名反，病在裏也。脉來頭小本大者，趙本無“者”字故名覆，病在表也。上微頭小者，則汗出；下微本大者，則爲關格不通，不得尿。頭無汗者可治，有汗者死。

心脉來盛去衰爲平，來微去大，是反本脉。《内經》曰：大則邪至，小則平。微爲正氣，大爲邪氣。來以候表，來微則知表和；去以候裏，去大則知裏病。《内經》曰：心脉來不盛去反盛，此爲不及，病在中。頭小本大者，即前小後大也。小爲正氣，大爲邪氣，則邪氣先在裏，今復還於表，故名曰覆。不云去而止云來者，是知在表。《脉經》曰：在上爲表，在下爲裏。汗者心之液。上微爲浮之而微，頭小爲前小，則表中氣虚，故主汗出。下微醫統本有“爲”字沉之而微，本大爲後大，沉則在裏，大則病進。《内經》曰：心爲牡藏，小腸爲之使。今邪甚下行，格閉小腸，使正氣不通，故不得尿，名曰關格。《脉經》曰：陽氣上出，汗見於頭，今關格正氣不通，加之頭有汗者，則陽氣不得下通而上脱也。其無汗者，雖作關格，然陽醫統本有“氣”字未衰，而猶可治。

西方肺脉，其形何似？師曰：肺者金也，名太陰，其脉毛浮也，肺病自得此脉。若得緩遲者，皆愈；若得數者，則劇。何以知之？數者南方火，火克西方金，法當癰腫，爲難治也。

輕虚浮曰毛，肺之平脉也。緩遲者，脾之脉，脾爲肺之母，以子母相生，故云皆愈；數者，心之脉，火克金，爲鬼賊相刑，故劇。肺主皮毛，數則爲熱，熱客皮膚，留而不去，則爲癰瘍。經曰：數脉不時，則生惡瘡。

問曰：二月得毛浮脉，何以處言至秋當死。師曰：二月之時，脉當濡弱，反得毛浮者，故知至秋死。二月肝用事，肝脉屬木，趙本作“肝屬木，脉”應濡弱，反得毛浮趙本有“脉”字者，是肺脉也。肺屬金，金來克木，故知至秋死。他皆仿此。

當春時反見秋脉，爲金氣乘木，肺來克肝，奪王脉而見，至秋肺王，肝氣則絶，故知至秋死也。

師曰：脉，肥人責浮，瘦人責沉。肥人當沉，今反浮；瘦人當浮，今反沉，故責之。

肥人肌膚厚，其脉當沉；瘦人肌膚薄，其脉當浮。今肥人脉反浮，瘦人脉反沉，必有邪氣相干，使脉反常，故當責之。

師曰：寸脉下不至關，爲陽絶；尺脉上不至關，爲陰絶。此皆不治，决死也。若計其餘命死生趙本作“生死”之期，期以月節克之也。

《脉經》曰：陽生於寸，動於尺；陰生於尺，動於寸。寸脉下不至關者，爲陽絶，不能下應於尺也；尺脉上不至關者，爲陰絶，不能上應於寸也。《内經》曰：陰陽離决，精氣乃絶。此陰陽偏絶，故皆决死。期以月節克之者，謂如陽絶死於春夏，陰絶死於秋冬。

師曰：脉病人不病，名曰行尸，以無王氣，卒眩仆不識人者，短命則死。人病脉不病，名曰内虚，以無穀神，雖困無苦。

脉者，人之根本也。脉病人不病，爲根本内絶，形雖且强，卒然氣脱，則眩運殭仆而死，不曰行尸而何。人病脉不病，則根本内固，形雖且羸，止内虚爾。穀神者，穀氣也。穀氣既足，自然安矣。《内經》曰：形氣有餘，脉氣不足死；脉氣有餘，形氣不足生。

問曰：翕奄沉，名曰滑，何謂也？趙本有"師曰"二字沉爲純陰，翕爲正陽，陰陽和合，故令脉滑。關尺自平，陽明脉微沉，食飲自可。少陰脉微滑，滑者緊之浮名也，此爲陰實，其人必股内汗出，陰下濕也。

脉來大而盛，聚而沉，謂之翕奄沉，正如轉珠之狀也。沉爲藏氣，故曰純陰；翕爲府氣，故曰正陽。滑者，陰陽氣不爲偏勝也。關尺自平，陽明脉微沉者，當陽部見陰脉，則陰偏勝而陽不足也。陰明胃脉，胃中陰多，故食飲自可。少陰脉微滑者，當陰部見陽脉，則陽偏勝而陰不足也，以陽湊陰分，故曰陰實。股與陰，少陰之部也，今陽熱湊陰，必熏發津液，泄達於外，股内汗出而陰下濕也。

問曰：曾爲人所難，緊脉從何而來。師曰：假令亡汗、若吐，以肺裏寒，故令脉緊也。假令咳者，坐飲冷水，故令脉緊也。假令下利，以胃中趙本無"中"字虚冷，故令脉緊也。

《金匱要略》曰：寒令脉急。經曰：諸緊爲寒。

寸口衛氣盛，名曰高。

高者：暴狂而肥。《内經》曰：陰不勝其陽，則脉流薄疾，並乃狂。衛爲陽氣，衛盛而暴狂者，陰不勝陽也。《針經》曰：衛氣者，所以温分肉、充皮毛、肥腠理、司開闔者也。衛氣盛，爲肥者氣盛於外也。

榮氣盛，名曰章。

章者，暴澤而光，榮者，血也，榮華於身者也。榮盛故身暴光澤也。

高章相搏，名曰綱。

綱者，身筋急脉直，榮衛俱盛，則筋絡滿急。

衛氣弱，名曰慄。

慄者，心中氣動迫怯。衛出上焦，弱則上虚，而心中氣動迫怯也。

榮氣弱，名曰卑。

卑者，心中常自羞愧。《針經》曰：血者，神氣也。血弱則神弱，故常自羞愧。

慄卑相搏，名曰損。

損者，五藏六府之虚懾也。衛以護陽，榮以養陰，榮衛俱虚，則五藏六府失於滋養，致俱乏氣虚惙也。

衛氣和，名曰緩。

緩者，四肢不能自收。衛氣獨和，不與榮氣相諧，則榮病。《内經》曰：目醫統本作“肝”受血而能視，足受血而能步，掌受血而能握，指受血而能攝，四肢不收，由榮血病，不能灌養故也。

榮氣和，名曰遲。

遲者，身體重，但欲眠也。榮氣獨和，不與衛氣相諧，則衛病，身體重而眠。熊校記：身體重而眠，汪本眠改“眼”，蓋誤連欲眠者三字爲句也欲眠者，衛病而氣不敷布也。

遲緩趙本作“緩遲”相搏，名曰沉。

沉者，腰中直，腹内急痛，但欲卧，不欲行，榮氣獨和於内，衛氣獨和於外，榮衛不相和諧，相搏而爲病。腰中直者，衛不利於外也；腹内痛者，榮不和於内也；但欲卧不欲行者,榮衛不營也。

寸口脉緩而遲,緩則陽氣長,其色鮮,其顔光,其聲高,毛髮長,遲則陰氣盛,骨髓生,血滿,肌肉緊薄鮮鞕。陰陽相抱,榮衛俱行,剛柔相搏,趙本作"得"名曰强也。

緩爲胃脉,胃合衛氣,衛温分肉、充皮毛、肥腠理、司開闔,衛和氣舒,則顔色光潤、聲清、毛澤矣。遲爲脾脉,脾合榮氣,榮養骨髓,實肌肉、濡筋絡、利關節,榮和血滿,則骨正髓生,肌肉緊鞕矣。陰陽調和,二氣相抱,而不相戾,榮衛流通,剛柔相得,是爲强壯。

趺陽脉滑而緊,滑者胃氣實,緊者脾氣强。持實擊强,痛還自傷,以手把刃,坐作瘡也。

趺陽之脉,以候脾胃。滑則穀氣實,是爲胃實;緊則陰氣勝,是爲脾强。以脾胃一實一强,而相搏擊,故令痛也。若一强一弱相搏,則不能作痛。此脾胃兩各强實相擊,府藏自傷而痛,譬若以手把刃而成瘡,豈非自貽其害乎。

寸口脉浮而大,浮爲虚,大爲實。在尺爲關,在寸爲格。關則不得小便,格則吐逆。

經曰:浮爲虚。《内經》曰:大則病進。浮則爲正氣虚,大則爲邪氣實。在尺,則邪氣關閉下焦,裏氣不得下通,故不得小便;在寸,則邪氣格拒上焦,使食不得入,故吐逆。

趺陽脉伏而澀,伏則吐逆,水穀不化,澀則食不得入，名曰關格。

伏則胃氣伏而不宣，中焦關格，正氣壅塞，故吐逆而水穀不化；澀則脾氣澀而不布，邪氣拒於上焦，故食不得入。

脉浮而大，浮爲風虚，大爲氣强，風氣相搏，必成癮趙本作“隱”疹，身體爲癢。癢者名泄風，久久爲痂癩。

痂癩者，眉少、髮稀，身有乾瘡而腥臭。趙本注：身有乾瘡而腥臭也《内經》曰：脉風成厲。醫統本作“成爲癘”。

寸口脉弱而遲，弱者衛氣微，遲者榮中寒。榮爲血，血寒則發熱；衛爲氣，氣微者，心内飢，飢而虚滿不能食也。

衛爲陽，榮爲陰。弱者，衛氣微，陽氣不足也；遲者，榮中寒，經中客邪也，榮客寒邪，搏而發熱也。陽氣内微，心内雖飢，飢而虚滿不能食也。

趺陽脉大而緊者，當即下利，爲難治。

大爲虚，緊爲寒。胃中虚寒，當即下利，下利脉當微小，反緊者邪勝也，故云難治。經曰：下利脉大者，爲未止。

寸口脉弱而緩，弱者陽氣不足，緩者胃氣有餘。噫而吞酸，食卒不下，氣填於膈上趙本注：“一作下”也。

弱者，陽氣不足。陽能消穀，陽氣不足，則不能消化穀食。緩者，胃氣有餘，則胃中有未消穀物也，故使噫而吞酸，食卒不下，氣填於膈上也。《金匱要略》曰：中焦未和，不能消穀，故令噫。

趺陽脉緊而浮，浮爲氣，緊爲寒。浮爲腹滿，緊爲絞痛。浮緊相搏，腸鳴而轉，轉即氣動，膈氣乃下。少陰脉不出，其陰腫大而虛也。

浮爲胃氣虛，緊爲脾中寒，胃虛則滿，脾寒則痛，虛寒相搏，腸鳴而轉，轉則膈中之氣，因而下泄也。若少陰脉不出，則虛寒之氣，至於下焦，結於少陰，而聚於陰器，不得發泄，使醫統本作“故”陰腫大而虛也。

寸口脉微而澀，微者衛氣不行，澀者榮氣不逮。榮衛不能相符，三焦無所仰，身體痹不仁。榮氣不足，則煩疼，口難言；衛氣虛，則惡寒數欠。三焦不歸其部，上焦不歸者，噫而酢吞；中焦不歸者，不能消穀引食；下焦不歸者，則遺溲。

人養三焦者血也，護三焦者氣也。榮衛俱損，不能相將而行，三焦無所依仰，身體爲之頑痹而不仁。《内經》曰：榮氣虛而醫統本作“則”不仁。《針經》曰：衛氣不行，則爲不仁。榮爲血，血不足則煩疼；榮屬心，榮弱心虛，則口難言。衛爲陽，陽弱則惡寒；衛爲氣，氣虛則數欠。三焦因榮衛不足，無所依仰，其氣不能歸其部。《金匱要略》曰：上焦竭，善噫；上焦受中焦氣，中焦未知，不能消穀，故令噫耳；下焦竭，即遺溺失便。以上焦在膈上，物未化之分也，不歸者不至也，上焦之氣不至其部，則物未能傳化，故噫而酢吞。中焦在胃之中，主腐熟水穀，水穀化則思食，中焦之食不歸其部，則水穀不化，故云不能消穀引食。下焦在膀胱上口，主分别清濁，溲，小便也，下焦不歸其部，不能約制溲便，故遺溲。

趺陽脉沉而數，沉爲實，數消穀。緊者，病難治。

沉爲實者，沉主裏也。數消穀者，數爲熱也。緊爲肝脉，見於脾部，木來克土，爲鬼賊相刑，故云難治。

寸口脉微而澀，微者衛氣衰，澀者榮氣不足。衛氣衰，面色黄；榮氣不足，面色青。榮爲根，衛爲葉。榮衛俱微，則根葉枯槁，而寒慄咳逆，唾腥吐涎沫也。

衛爲氣，面色黄者，衛氣衰也；榮爲血，面色青者，榮血衰也。榮行脉中爲根，衛行脉外爲葉。榮爲陰，衛爲陽；榮爲根，衛爲葉。根葉俱微，則陰陽之氣内衰，致生寒慄而咳逆，唾腥吐涎沫也。

趺陽脉浮而芤，浮者衛氣衰，趙本作“虚”芤者榮氣傷，其身體瘦，肌肉甲錯，浮芤相摶，宗氣衰微，趙本作“微衰”四屬斷絶。

經曰：衛氣盛，名曰高。高者，暴狂而肥。榮氣盛，名曰章。章者，暴澤而光。其身體瘦而不肥者，衛氣衰也；肌肉甲錯而不澤者，榮氣傷也。宗氣者，三焦歸氣也。四屬者，皮、肉、脂、髓也。榮衛衰傷則宗氣亦微，四屬失所滋養，致斷絶矣。

寸口脉微而緩，微者衛氣踈，踈則其膚空；緩者胃氣實，實則穀消而水化也。穀入於胃，脉道乃行，而趙本作“水”入於經，其血乃成。榮盛，則其膚必踈，三焦絶經，名曰血崩。

衛爲陽，微爲亡陽。脉微者，衛氣踈，衛温分肉、肥腠理，衛氣既踈，皮膚不得温肥，則空虚也。經曰：緩者胃氣有餘，有餘爲實，故云緩者胃氣實。《内經》曰：食入於胃，淫精於脉。是穀入於胃，脉道乃行也。《針經》曰：飲而液滲於絡，合和於血，是水入於經，其血乃成也。胃中穀消水化而爲血氣，今衛踈榮盛，是榮氣强而衛氣弱也。衛氣弱者，外則不能固密皮膚而氣爲之踈，内則不能衛護其血，而血爲之崩。經，常也。三焦者，氣之道路。衛氣踈，則氣不循常度，三焦絶其常度也。

趺陽脉微而緊，緊則爲寒，微則爲虚，微緊相搏，則爲短氣。

中虚且寒，氣自短矣。

少陰脉弱而澀，弱者微煩，澀者厥逆。

煩者熱也。少陰脉弱者，陰虚也。陰虚則發熱，以陰部見陽脉非大虚也，故生微煩。厥逆者，四肢冷也。經曰：陰陽不相順接便爲厥，厥者手足厥冷是也。少陰脉澀者，陰氣澀不能與陽相順相接，故厥逆也。

趺陽脉不出，脾不上下，身冷膚鞕。

脾胃爲榮衛之根，脾能上下，則水穀消磨，醫統本作“磨消”榮衛之氣，得以行。脾氣虚衰不能上下，則榮衛之氣不得通營於外，故趺陽脉不出。身冷者，衛氣不温也。膚鞕者，榮血不濡也。

少陰脉不至，腎氣微，少精血，奔氣促迫，上入胸膈，宗氣反聚，血結心下，陽氣退下，熱歸陰股，與陰相動，令身不仁，此爲尸厥。當刺期門、巨闕。

尸厥者，爲其從厥而生，形無所知，其狀若尸，故名尸厥。少陰脉不出，則厥氣客於腎，而腎氣微，少精血，厥氣上奔，填塞胸膈，壅遏正氣，使宗氣反聚，而血結心下。《針經》曰：五穀入於胃，其糟粕、津液、宗氣，分爲三隧。宗氣積於胸中出於喉嚨，以貫心肺，而行呼吸。又曰：榮氣者，泌其津液注之於脉，化而爲血，以營四末。今厥氣大甚，宗氣反聚而不行，則絶其呼吸，血結心下而不流，則四體不仁。陽氣爲厥氣所擁，不能宣發，退下至陰股間，與陰相動。仁者柔也，不仁者，言不柔和也，爲寒熱痛癢俱不覺知者也。陽氣外不爲使，内不得通，榮衛俱不能行，身體不仁，狀若屍也。《内經》曰：厥氣上行，滿脉去形，刺期門者，以通心下結血；刺巨闕者，以行胸中宗氣，血氣流通，厥氣退，則蘇矣。

寸口脉微，尺脉緊，其人虚損多汗，知陰常在，絶不見陽也。

寸微爲亡陽，尺緊爲陰勝。陽微陰勝，故云虚損。又加之多汗，則愈損陽氣，是陰常在，而絶不見陽也。

寸口諸微亡陽，諸濡亡血，諸弱發熱，諸緊爲寒。諸乘寒者，則爲厥，鬱冒不仁，以胃無穀氣，脾澀不通，口急不能言，戰而慄也。

衛，陽也。微爲衛氣微，故云亡陽。榮，血也。濡爲榮氣弱，故云亡血。弱爲陰虚，虚則發熱。緊爲陰勝，故爲寒。諸乘寒者，則陰陽俱虚，而爲寒邪乘之也。寒乘氣虚，抑伏陽氣不得宣發，遂成厥也。鬱冒，爲昏冒不知人也。不仁，爲强直而無覺也。爲屍厥焉。以胃無穀氣，致脾澀不通於上下，故使口急，不能言。戰者，寒在表也；慄者，寒在裏也。

問曰：濡弱何以反適十一頭。師曰：五藏六府相乘故令十一。

濡弱者，氣血也。往反有十一頭，頭者五藏六府共有十一也。

問曰：何以知乘府，何以知乘藏。師曰：諸陽浮數爲乘府，諸陰遲澀爲乘藏也。

府，陽也。陽脉見者，爲乘府也。藏，陰也。陰脉見者，爲乘藏也。

釋　音

見音現，下同

灑淅上所下切，下音析，寒驚貌

躁子到切，動也

縈於營切

轉索上株戀切，下蘇各切（醫統本切皆作"反"）

讝職廉切，病人寐而自語也

惡烏路切

濡汝朱切，潤也

藹於蓋切

瘖音備

濈阻立切，汗出和也

腐音府，爛也

劇竭戟切，甚也

呴香句切，嘘氣往來也

闔音合

瞥匹滅切

而濡音軟，柔也

趺音夫

燥蘇到切，乾也

噫乙界切

絷直立切

餲音噎，義同

慄音栗，懼皃

嗢乙骨切，嗢咽也

圊七情切，厕也

麋音迷（醫統本作"眉"）

參差上初簪切，下楚宜切

滀音蓄，水聚也

卵盧管切

勁居正切，健也

牝藏上毗忍切，下本（醫統本作"才"）浪切，陰藏也

諧音鞋，和也

噫烏介切

芤苦候切

爍式灼切

俠音協，又音夾

噦於月切，逆氣也

邪中音衆

鬱上音佛，下音熨

拂（醫統本作"怫"）

豚徒渾切

湫子由切，又子小切

悍胡旦切

銓七全切

其差楚懈切

嚨力公切，喉嚨也

淖奴教切

瘍以羊（醫統本作章）切

翕奄上音吸，下音掩

股音古，髀（醫統本作"髀"）也

戾音利

酢音醋

溲所留切，弱溺也

黧力支切，色黑而黄也

衄女六切

混胡困切，濁亂也

癰於容切

盍音合

齗魚斤切

眥靜計切

銖音殊

呻音申

菽音叔，豆也

復芳救切

殭仆上音薑，下音副

見陽音現

慄徒頰切，動懼貌

痂癩上音加，下力代切

冒音帽，昏冒也

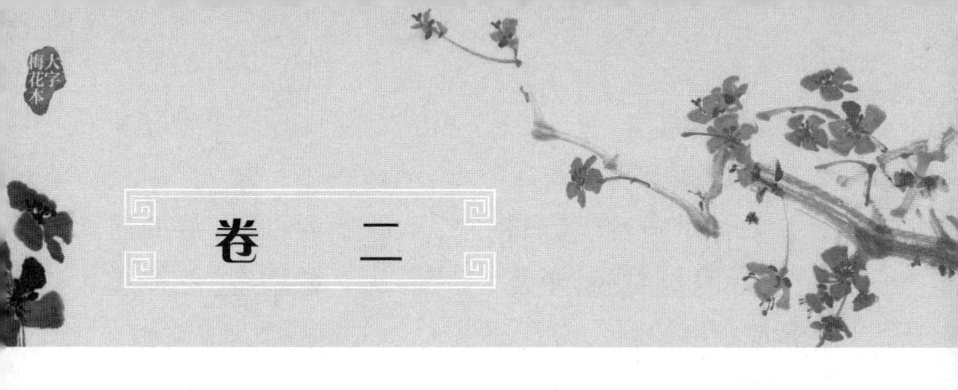

傷寒例第三

趙本論前有四時八節、二十四氣、七十二候、決病法

《陰陽大論》云：春氣溫和，夏氣暑熱，秋氣清涼，冬氣冷趙本作“冰”洌，此則四時正氣之序也。

春夏爲陽，春溫夏熱者，醫統本有“以”字陽之動，始於溫，盛於暑故也。秋冬爲陰，秋涼而冬寒者，以陰之動，始於清，盛於寒故也。

冬時嚴寒，萬類深藏，君子固密，則不傷於寒。觸冒之者，乃名傷寒耳。

冬三月純陰用事，陽乃伏藏，水冰地坼，寒氣嚴凝，當是之時，善攝生者，出處固密，去寒就溫，則不傷於寒。其涉寒冷，觸冒霜雪爲病者，謂之傷寒也。

其傷於四時之氣，皆能爲病。

春風、夏暑、秋濕、冬寒，謂之四時之氣。

以傷寒爲毒者，以其最成殺厲之氣也。

熱爲陽，陽主生；寒爲陰，陰主殺。陰寒爲病，最爲肅殺毒厲之氣。

中而即病者，名曰傷寒；不即病者，寒毒藏於肌膚，至春變爲温病，至夏變爲暑病。暑病者，熱極重於温也。

《内經》曰：先夏至日爲温病，後夏至日爲暑病。温暑之病，本傷於寒而得之，故太熊校記：大醫汪本大改“太”，非醫均謂之傷寒也。

是以辛苦之人，春夏多温熱病，趙本有“者”字皆由冬時觸寒所致，非時行之氣也。凡時行者，春時應暖，而復趙本作“反”大寒；夏時應大趙本無“大”字熱，而反大凉；秋時應凉，而反大熱；冬時應寒，而反大温。此非其時而有其氣，是以一歲之中，長幼之病多相似者，此則時行之氣也。

四時氣候不正爲病，謂之時行之氣。時氣所行爲病，非暴厲之氣，感受必同，是以一歲之中，長幼之病多相似也。

夫欲候知四時正氣爲病，及時行疫氣之法，皆當按斗歷占之。

四時正氣者，春風、夏暑、秋濕、冬寒是也。時行者，時行之氣是也。温者，冬時感寒，至春發者是也。疫者，暴厲之氣是也。占前斗建，審其時候之寒温，察其邪氣之輕重而治之，故下文曰：

九月霜降節後，宜漸寒，向冬大寒，至正月雨水節後，宜解也。所以謂之雨水者，以冰雪解而爲雨水故也。至驚蟄二月節後，氣漸和暖，向夏大熱，至秋便涼。

冬寒、春温、夏熱、秋凉，爲四時之正氣也。

從霜降以後，至春分以前，凡有觸冒霜露，體中寒即病者，謂之傷寒也。九月十月，寒氣尚微，爲病則輕；十一月十二月，寒冽已嚴，爲病則重；正月二月，寒漸將解，爲病亦輕。此以冬時不調，適有傷寒之人，即爲病也。趙本醫統本"九月十月，……即爲病也"作注，非。

此爲四時正氣，中而即病者也。

其冬有非節之暖者，名曰趙本作"爲"冬温。冬温之毒，與傷寒大異，冬温復有先後，更相重沓，亦有輕重，爲治不同，證如後章。

此爲時行之氣，前云：冬時應寒而反大温者是也。

從立春醫統本作"秋"節後，其中無暴大寒，又不冰雪，而有人壯熱爲病者，此屬春時陽氣，發於冬時伏寒，變爲温病。

此爲温病也。《内經》曰：冬傷於寒，春必病温。

從春分以後，至秋分節前，天有暴寒者，皆爲時行寒疫也。三月四月，或有暴寒，其時陽氣尚弱，爲寒所折，病熱猶輕；五月六月，陽氣已盛，爲寒所折，病熱則重；七月八月，陽氣已衰，爲寒所折，病熱亦微。其病與温及暑病相似，但治有殊耳。

此爲疫氣也。是數者，以明前斗歷之法，占其隨時氣候，發病寒熱輕重不同耳。

十五日得一氣，於四時之中，一時有六氣，四六名爲二十四氣也。趙本無“也”字。

節氣十二，中氣十二，共二十四。《内經》曰：五日謂之候，三候謂之氣，六氣謂之時，四時謂之歲。

然氣候亦有應至而趙本作“仍”不至，或有未應至而至者，或有至而太過者，皆成病氣也。

疑漏或有至而不去，此一句按《金匱要略》曰：有未至而至，有至而不至，有至而不去，有至而太過，何故也。師曰：冬至之後，甲子夜半，少陽起。少陰醫統本作“陽”之時，陽始生，天得温和，以未得甲子，天因温和，此爲未至而至也；以得甲子，而天未温和，此爲至而不至也；以得甲子，醫統本有“而”字天大寒不解，此爲至而不去也；以得甲子，而天温如盛夏五六月時，此爲至而太過也。《内經》曰：至而和則平，至而甚則病，至而反者病，至而不至者病，未至而至者病。即是觀之，脱漏明矣。

但天地動静，陰陽鼓擊者，各正一氣耳。

《内經》曰：陰陽者，天地之道。清陽爲天，動而不息；濁陽爲地，静而不移。天地陰陽之氣，鼓擊而生，春夏秋冬，寒熱温凉，各正一氣也。

是以彼春之暖，爲夏之暑；彼秋之忿，爲冬之怒。

春暖爲夏暑，從生而至長也；秋忿爲冬怒，從肅而至殺也。

是故冬至之後，一陽爻升，一陰爻降也。夏至之後，一陽氣下，一陰氣上也。

十月六爻皆陰，坤卦爲用，陰極陽來，陽生於子。冬至之後，一陽爻升，一陰爻降，於卦爲復，言陽氣得復也。四月六爻爲陽，乾卦爲用，陽極陰來，陰生於午。夏至之後，一陽氣下，一陰氣上，於卦爲姤，言陰則醫統本作“得”遇陽也。《内經》曰：冬至四十五日，陽氣微上，陰氣微下；夏至四十五日，陰氣微上，陽氣微下。

斯則冬夏二至，陰陽合也；春秋二分，陰陽離也。

陽生於子，陰生於午，是陰陽相接，故曰合。陽退於酉，陰退於卯，是陰陽相背，故曰離。《内經》曰：氣至之謂至，氣分之謂分。至則氣同，分則氣異。

陰陽交易，人變病焉。

天地陰陽之氣，既交錯而不正，人所以變病。《内經》曰：陰陽相錯而變由生也。

此君子春夏養陽，秋冬養陰，順天地之剛柔也。

《内經》曰：養生者必順於時，春夏養陽，以凉以寒；秋冬養陰，以温以熱。所以然者，從其根故也。

小人觸冒，必嬰暴疹。須知毒烈之氣，留在何經，而發何病，詳而取之。

不能順四時調養，觸冒寒温者，必成暴病。醫者當在意審詳而治之。

是以春傷於風，夏必飧泄；夏傷於暑，春趙本作“秋”必病醫統本作“痎”瘧；秋傷於濕，冬必咳嗽；冬傷於寒，春必病温。此必然之道，可不審明之。

當春之時,風氣大行。春傷於風,風氣通於肝,肝以春適王,風雖入之,不能即發,至夏肝衰,然後始動。風淫末疾,則當發於四肢。夏以陽氣外盛,風不能外發,故攻内而爲飧泄。飧泄者,下利米穀不化,而色黄。當秋之時,濕氣大行。秋傷於濕,濕則干於肺,肺以秋適王,濕雖入之,不能即發,至冬肺衰,然後濕始動也。雨淫腹疾,則當發爲下利。冬以陽氣内固,濕氣不能下行,故上逆而爲咳嗽。當夏之時,暑氣大行,夏傷於暑,夏以陰爲主内,暑雖入之,勢未能動,及秋陰出,而陽爲内主,然後暑動摶陰而爲痎瘧。痎者二日一發,瘧者一日一發。當冬之時,寒氣大行,冬傷於寒,冬以陽爲主内,寒雖入之,勢未能動,及春陽出而陰爲内主,然後寒動摶陽而爲温病。是感冒四時正氣爲病必然之道。

傷寒之病,逐日淺深,以施方治。

《内經》曰:未滿三日者,可汗而已;其滿三日者,可泄而已。

今世人傷寒,或始不早治,或治不對病,或日數久淹,困乃告醫。醫人又不依次第而治之,則不中病,皆宜臨時消息制方,無不效也。今搜採仲景舊論,録其證候診脉聲色,對病真方,有神驗者,擬防世急也。

仲景之書,逮今千年而顯用於世者,王叔和之力也。

又土地温凉,高下不同;物性剛柔,飡居亦異。是趙本有"故"字黄帝興四方之問,岐伯舉四治之能,以訓後賢，開其未悟者。臨病之工，宜須兩審也。

東方地氣温，南方地氣熱，西方地氣涼，北方地氣寒。西北方高，東南方下。是土地温涼、高下不同也。東方安居食魚，西方陵居華食，南方濕處而嗜酸，北方野處而食乳。是飡居之異也。東方治宜砭石，西方治宜毒藥，南方治宜微針，北方治宜灸焫。是四方醫治不同也。醫之治病，當審其土地所宜。

凡傷於寒，則爲病熱，熱雖甚，不死。

《内經》曰：風寒客於人，使人毫毛畢直，皮膚閉而爲熱，是傷寒爲病熱也。《針經》曰：多熱者易已，多寒者難已，是熱雖甚不死。

若兩感於寒而病者，必死。

表裏俱病者，謂之兩感。

尺寸俱浮者，太陽受病也，當一二日發。以其脉上連風府，故頭項痛，腰脊强。

太陽爲三陽之長，其氣浮於外，故尺寸俱浮，是邪氣初入皮膚外在表也，當一二日發。風府穴名也，項中央太陽之脉，從巔入絡腦，還出别下項，是以上連風府。其經循肩髆内俠脊、抵腰中，故病頭項痛、腰脊强。

尺寸俱長者，陽明受病也，當二三日發。以其脉俠趙本作"夾"鼻、絡於目，故身熱、目疼、鼻乾、不得卧。

陽明血氣俱多，尺寸俱長者，邪並陽明，而血氣淖熊校記：而血氣潷溢也，汪本潷改淖，按潷爲潮正字，汪本原誤溢也。太陽受邪不已，傳於陽明，是當二三日發。其脉俠鼻者，陽明脉起於鼻交頞中，絡於目。陽明之脉，正上頔頞，醫統本作"頞頔"還出繫目系。身熱者，陽明主身之肌肉。《針經》曰：陽明氣盛，則身以前皆熱；目疼鼻乾者，經中客邪也；不得卧者，胃氣逆不得從其道也。《内經》曰：胃不和，則卧不安。

尺寸俱弦者，少陽受病也，當三四日發。以其脉循脅絡於耳，故胸脅痛而耳聾。

《内經》曰：陽中之少陽，通於春氣。春脉弦，尺寸俱弦者，知少陽受邪也。二三日陽明之邪不已，傳於少陽，是當三四日發。胸脅痛而耳聾者，經壅而不利也。

此三經皆受病，未入於府者，可汗而已。

三陽受邪，爲病在表，法當汗解。然三陽亦有便入府者，入府則宜下，故云未入於府者，可汗而已。

尺寸俱沉細者，太陰受病也，當四五日發。以其脉布胃中，絡於嗌，故腹滿而嗌乾。

陽極則陰受之，邪傳三陽既遍，次乃傳於陰經。在陽爲在表，在陰爲在裏。邪在表則見陽脉，邪在裏則見陰脉。陽邪傳陰，邪氣内陷，故太陰受病而脉尺寸俱沉細也。自三陽傳於太陰，是當四五日發也。邪入於陰，則漸成熱，腹滿而嗌乾者，脾經壅而成熱也。

尺寸俱沉者，少陰受病也，當五六日發。以其脉貫腎，絡於肺，係舌本，故口燥舌乾而渴。

少陰腎水也，性趣下。少陰受病，脉尺寸俱沉也。四五日太陰之邪不已，至五六日則傳於少陰也，是少陰病當五六日發。人傷於寒,則爲病熱,謂始爲寒,而終成熱也。少陰爲病,口燥舌乾而渴,邪傳入裏,熱氣漸深也。

尺寸俱微緩者,厥陰受病也,當六七日發。以其脉循陰器、絡於肝,故煩滿而囊縮。

緩者,風脉也。厥陰脉微緩者,邪傳厥陰,熱氣已劇,近於風也。當六七日發,以少陰邪傳於厥陰。煩滿而囊縮者,熱氣聚於内也。

此三經皆受病,已入於府,可下而已。

三陰受邪,爲病在裏,於法當下。然三陰亦有在經者,在經則宜汗,故云已入於府者,可下而已。經曰:臨病之工,宜須兩審。

若兩感於寒者,一日太陽受之,即與少陰俱病,則頭痛、口乾、煩滿而渴;二日陽明受之,即與太陰俱病,則腹滿身熱、不欲食、譫語;三日少陽受之,即與厥陰俱病,則耳聾,囊縮而厥,水漿不入,不知人者,六日死。若三陰三陽、六藏六府皆受病,則榮衛不行;府藏趙本作"藏府"不通,則死矣。

陰陽俱病、表裏俱傷者,爲兩感。以其陰陽兩感,病則兩證俱見。至於傳經,則亦陰陽兩經俱傳也。始得一日,頭痛者太陽,口乾煩滿而渴者少陰;至二日則太陽傳於陽明,而少陰亦傳於太陰,身熱譫語者陽明,腹滿不欲食者太陰;至三日陽明傳於少陽,而太陰又傳於厥陰,耳聾者少陽,囊縮而厥者,厥陰,水漿不入,不知人者,胃氣不通也。《内經》曰:五藏已傷,六府不通,榮衛不行,如是之後，三日乃死，何也？岐伯曰：陽明者十二經脉之長也，其血氣盛，故云不知人。三日其氣乃盡，故死矣。謂三日六經俱病，榮衛之氣，不得行於内外，府藏之氣不得通於上下，至六日府藏之氣俱盡，榮衛之氣俱絶，則死矣。

其不兩感於寒，更不傳經，不加異氣者，至七日太陽病衰，頭痛少愈也；八日陽明病衰，身熱少歇也；九日少陽病衰，耳聾微聞也；十日太陰病衰，腹減如故，則思飲食；十一日少陰病衰，渴止舌乾，已而嚔也；十二日厥陰病衰，囊縱，少腹微下，大氣皆去，病人精神爽慧也。

六日傳遍，三陰三陽之氣皆和，大邪之氣皆去，病人精神爽慧也。

若過十三日以上不間，尺寸趙本作“寸尺”陷者，大危。

間者，瘳也。十二日傳經盡，則當瘳愈。若過十三日已上不瘳，尺寸之脉沉陷者，即正氣内衰，邪氣獨勝，故云大危。

若更感異氣，變爲他病者，當依舊趙本作“後”壞證病趙本作“病證”而治之。若脉陰陽俱盛，重感於寒者，變爲趙本作“成”温瘧。

異氣者，爲先病未已，又感别異之氣也。兩邪相合，變爲他病，脉陰陽俱盛者，傷寒之脉也。《難經》曰：傷寒之脉，陰陽俱盛而緊濇。經曰：脉盛身寒，得之傷寒，則爲前病熱未已，再感於寒，寒熱相搏，變爲温瘧。

陽脉浮滑，陰脉濡弱者，更遇於風，變爲風温。

此前熱未歇，又感於風者也。《難經》曰：中風之脉，陽浮而滑，陰濡而弱，風來乘熱，故變風温。

陽脉洪數，陰脉實大者，趙本有“更”字遇温熱，變爲温毒。温毒爲病最重也。

此前熱未已，又感温熱者也。陽主表，陰主裏，洪數實大皆熱也，兩熱相合，變爲温毒。以其表裏俱熱，故爲病最重。

陽脉濡弱，陰脉弦緊者，更遇温氣，變爲温疫。趙本注：“一本作瘧”以此冬傷於寒，發爲温病，脉之變證，方治如說。

此前熱未已，又感温氣者也。温熱相合，變爲温疫。

凡人有疾，不時即治，隱忍冀差，以成痼疾。

凡覺不佳，急須求治，苟延時日，則邪氣入深，難可復製。《千金》曰：凡有少苦，似不如平常，即須早道；若隱忍不治，冀望自差，須臾之間，以成痼疾，此之謂也。

小兒女子，益以滋甚。

小兒氣血未全，女子血室多病，凡所受邪，易於滋蔓。

時氣不和，便當早言，尋其邪由，及在腠理，以時治之，罕有不愈者。

腠理者，津液腠泄之所，文理縫會之中也。《金匱要略》曰：腠者，是三焦通會元真之處，爲血氣所注；理者，是皮膚藏府之文理也。邪客於皮膚，則邪氣浮淺，易爲散發，若以時治之，罕有不愈者矣。《金匱玉函》曰：主醫統本作“生”候長存，形色未病，未入腠理，針藥及時，服將調節，委以良醫，病無不愈。

患人忍之，數日乃説，邪氣入藏，則難可制，此爲家有患，備慮之要。

邪在皮膚，則外屬陽而易治；邪傳入裏，則内屬陰而難治。《内經》曰：善治者，治皮毛，其次治肌膚，其次治筋脉，其次治六府，其次治五藏。治五藏者，半死，半生也。昔桓侯怠於皮膚之微疾，以至骨髓之病，家有患者，可不備慮。

凡作湯藥，不可避晨夜，覺病須臾，即宜便治，不等早晚，則易愈矣。

《千金》曰：凡始覺不佳，即須治療，迄至於病，湯食競進，折其毒勢，自然而差。

若趙本作“如”或差遲，病即傳變，雖欲除治，必難爲力。

傳有常也，變無常也。傳爲循經而傳，此太陽傳陽明是也；變爲不常之變，如陽證變陰證是也。邪既傳變，病勢深也。《本草》曰：病勢已成，可得半愈；病勢已過，命將難全。

服藥不如方法，縱意違師，不須治之。

《内經》曰：拘於鬼神者，不可與言至德；惡於針石者，不可與言至巧。病不許治者，病必不治，治之無功矣。

凡傷寒之病，多從風寒得之。

凡中風與傷寒爲病，自古通謂之傷寒。《千金》曰：

夫傷寒病者,起自風寒,入於腠理,與精氣分爭,榮衛偏隔,周身不通而病。

始表中風寒,入裏則不消矣。

始自皮膚,入於經絡,傳於藏府是也。

未有温覆而當,不消散者。

風寒初客於皮膚,便投湯藥,温暖發散而當者,則無不消散之邪。

不在證治,擬欲攻之,猶當先解表,乃可下之。

先解表而後下之,則無復傳之邪也。

若表已解,而内不消,非大滿,猶生寒熱,則病不除。

表證雖罷,裏不至大堅滿者,亦未可下之。是邪未收斂成實,下之則裏虚而邪復不除,猶生寒熱也。

若表已解,而内不消,大滿大實,堅有燥屎,自可除下之。雖四五日,不能爲禍也。

外無表證,裏有堅滿,爲下證悉具。《外臺》云:表和裏病,下之則愈。下證既具,則不必拘於日數。

若不宜下,而便攻之,内虚熱入,協熱遂利,煩躁諸變,不可勝數,輕者困篤,重者必死矣。

下之不當,病輕者,證猶變易而難治,又矧重者乎。

夫陽盛陰虚,汗之則死,下之則愈;陽虚陰盛,汗之則愈,下之則死。

表爲陽,裏爲陰。陰虚者,陽必凑之,陽盛之邪,乘其裏虚而入於府者,爲陽盛陰虚也。經曰:尺脉弱,名曰陰不足。陽氣下陷入陰中，則發熱者是矣。下之，除其内熱而愈，若反汗之，則竭其津液而死。陰脉不足，陽往從之；陽脉不足，陰往乘之。陰邪乘其表虚，客於榮衛之中者，爲陽虚陰盛也。經曰：假令寸口脉微，名曰陽不足。陰氣上入陽中，則灑淅惡寒者是矣。汗之，散其表寒則愈，若反下之，則脱其正氣而死。經曰：本發汗而復下之，此爲逆也。本先下之，而反汗之爲逆。

夫如是，則神丹安可以誤發，甘遂何可以妄攻。虚盛之治，相背千里，吉凶之機，應若影響，豈容易哉！

神丹者，發汗之藥也。甘遂者，下藥也。若汗下當則吉，汗下不當則凶，其應如影隨形，如響應聲。

况桂枝下咽，陽盛則趙本作"即"斃；承氣入胃，陰盛以亡。

桂枝湯者，發汗藥也。承氣湯者，下藥也。《金匱玉函》曰：不當汗而强與汗之者，令人奪其津液，枯槁而死；不當下而强與下之者，令人開腸洞泄，便溺不禁而死。

死生之要，在乎須臾，視身之盡，不暇計日。

投湯不當，則灾禍立見，豈暇計其日數哉。

此陰陽虚實之交錯，其候至微；發汗吐下之相反，其禍至速，而醫術淺狹，懵然不知病源，爲治乃誤，使病者殞殁，自謂其分，至今醫統本作"令"冤魂塞於冥路，死屍盈於曠野，仁者鑒此，豈不痛歟！凡兩感病俱作，治有先後，發表攻裏，本自不同，而執迷妄趙本作“用”意者，乃云神丹、甘遂，合而飲之，且解其表，又除其裹，言巧似是，其理實違。夫智者之舉錯也，常審以慎；愚者之動作也，必果而速。安危之變，豈可詭哉！世上之士，但務彼翕習之榮，而莫見此傾危之敗，惟明者，居然能護其本，近取諸身，夫何遠之有焉。

兩感病俱作，欲成不治之疾，醫者大宜消息，審其先後，次第而治之；若妄意攻治，以求速效者，必致傾危之敗。

凡發汗温服趙本作“暖”湯藥，其方雖言日三服，若病劇不解，當促其間，可半日中盡三服。若與病相阻，即便有所覺。重病趙本作“病重”者，一日一夜，當晬時觀之，如服一劑，病證猶在，故當復作本湯服之。至有不肯汗出，服三劑乃解；若汗不出者，死病也。

發汗藥，須温暖服者，易爲發散也。日三服者，藥勢續也。病勢稍重，當促急服之，以折盛熱，不可拘於本方。設藥病不相對，湯入即便知之，如陰多者，投以凉藥，即寒逆隨生；陽多者，飲以温劑，則熱毒即起，是便有所覺。晬時者，周時也，一日一夜服湯藥盡劑，更看其傳，如病證猶在，當復作本湯，以發其汗；若服三劑不解，汗不出者，邪氣大甚，湯不能勝，必成大疾。《千金》曰：熱病脉躁盛而不得汗者，此陽脉之極也，死。

凡得時氣病，至五六日，而渴欲飲水，飲不能多，不當與也，何者？以腹中熱尚少，不能消之，便更與人作病也。至七八日，大渴，欲飲水者，猶當依證趙本有"而"字與之。與之常令不足，勿極意也。言能醫統本作"欲"飲一斗，與五升。若飲而腹滿，小便不利，若喘若噦，不可與之。趙本有"也"字忽然大汗出，是爲自愈也。

熱在上焦，則爲消渴，言熱消津液，而上焦乾燥，則生渴也。大熱則能消水，熱少不能消之，若强飲，則停飲變爲諸病。至七八日陽勝氣温，向解之時，多生大渴也，亦須少少與之，以潤胃氣，不可極意飲也。若飲而腹滿，小便不利，若喘若噦者，爲水飲内停而不散，不可更與之。忽然陽氣通，水氣散，先發於外，作大汗而解。

凡得病，反能飲水，此爲欲愈之病。其不曉病者，但聞病飲水自愈，小渴者，乃强與飲之，因成其禍，不可復數。趙本有"也"字。

小渴者，爲腹中熱少。若强與水，水飲不消，復爲諸飲病也。

凡得病厥，脉動數，服湯藥更遲；脉浮大減小；初躁後静，此皆愈證也。

動數之脉，邪在陽也，湯入而變遲者，陽邪愈也。浮大之脉，邪在表也，而復減小者，表邪散也。病初躁亂者，邪所煩也，湯入而安静者，藥勝病也。是皆爲愈證。

凡治温病，可刺五十九穴。

五十九穴者，以瀉諸經之温熱。《針經》曰：熱病，取之諸陽五十九穴，刺，以瀉其熱，而出其汗；實其陰，而補其不足。所謂五十九刺,兩手内外側各三,凡十二痏;五指間各一,凡八痏;足亦如是;頭入髮際一寸,旁三分,各三,凡六痏;更入髮三寸,邊五,凡十痏;耳前後、口下,各一,項中一穴,凡六痏;巔上一、囟會一、髮際一、廉泉一、風池二、天柱二。又《内經》曰:熱俞五十九,頭上五行。行五者,以瀉諸陽之熱逆也。大杼、膺俞、缺盆、背俞,此八者,以瀉胸中之熱也;氣衝、熊校記:各本同。按《素問》作氣街三里、巨虛、上下廉,此八者,以瀉胃中之熱也;雲門、髃骨、委中、髓空,此八者,以瀉四肢之熱也;五藏俞旁五,此十者,以瀉五藏之熱也。凡此五十九穴者,皆熱之左右也。

又身之穴,三百六十有五,其三十九趙本無"九"字穴,灸之有害;七十九穴,刺之爲灾,並中髓也。

穴有三百六十五,以應一歲。其灸刺之禁,皆肉薄骨解之處,血脉虚少之分,針灸並中髓也。

凡趙本無"凡"字脉四損,三日死。平人四息,病人脉一至,名曰四損。脉五損,一日死。平人五息,病人脉一至,名曰五損。脉六損,一時死。平人六息,病人脉一至,名曰六損。

四藏氣絶者,脉四損;五藏氣絶者,脉五損;五藏六府俱絶者,脉六損。

脉盛身寒,得之傷寒;脉虚身熱,得之傷暑。

《内經》曰:脉者,血之府也。脉實血實,脉虚血虚。寒則傷血,邪並於血,則血盛而氣虚,故傷寒者,脉盛而身

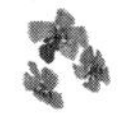

寒。熱則傷氣,邪並於氣,則氣盛而血虛,故傷暑者,脉虛而身熱。

脉陰陽俱盛,大汗出,不解者,死。

脉陰陽俱盛,當汗出而解;若汗出不解,則邪氣内勝,正氣外脱,故死。《内經》曰:汗出,而脉尚躁盛者,死。《千金》曰:熱病已得汗,脉尚躁盛,此陽脉之極也,死。

脉陰陽俱虛,熱不止者,死。

脉陰陽俱虛者,真氣弱也;熱不止者,邪氣勝也。《内經》曰:病温虛甚者,死。

脉至乍踈乍數趙本作"乍數乍踈"者,死。

爲天真榮衛之氣斷絶也。

脉至如轉索者,趙本無"者"字其日死。

爲緊急而不軟,是中無胃氣,故不出其日而死。

讝言妄語,身微熱,脉浮大,手足温者,生。逆冷,脉沉細者,不過一日,死矣。

讝言妄語,陽病也。身微熱,脉浮大,手足温,爲脉病相應;若身逆冷,脉沉細,爲陽病見陰脉,脉病不相應,故不過一日而死。《難經》曰:脉不應病,病不應脉,是爲死病。

此以前是傷寒熱病證候也。

辨痓濕暍脉證第四

傷寒所致太陽,趙本有"病"字痓、濕、暍趙本有"此"字三種,宜應别論,以爲與傷寒相似,故此見之。

痓,當作痙,傳寫之誤也。痓者惡也,非强也。《内經》曰:肺移熱於腎,傳爲柔痓。柔爲筋柔而無力,痙謂骨痙而不隨。痙者,强也,《千金》以强直爲痙。經曰:頸項强急,口噤背反張者痙。即是觀之,痓爲痙字明矣。

太陽病,發熱無汗,反惡寒者,名曰剛痓。

《千金》曰:太陽中風,重感寒濕,則變痓。太陽病,發熱無汗,爲表實,則不當惡寒,今反惡寒者,則太陽中風,重感於寒,爲痓病也。以表實感寒,故名剛痓。

太陽病,發熱汗出,趙本有"而"字不惡汗者,趙本無"者"字名曰柔痓。

太陽病,發熱汗出爲表虚,則當惡寒,其不惡寒者,爲陽明病。今發熱汗出,而不惡寒者,非陽明證,則是太陽中風,重感於濕,爲柔痓也。表虚感濕,故曰柔痓。

太陽病,發熱,脉沉而細者,名曰痓。

太陽主表,太陽病,發熱爲表病,脉當浮大,今脉反沉細,既不愈,則太陽中風,重感於濕,而爲痓也。《金匱要略》曰:太陽病,其證備,身體强,几几然,脉反沉遲,此爲痓,栝蔞桂枝湯主之。

太陽病,發汗太多,因致痓。

太陽病,發汗太多,則亡陽。《内經》曰:陽氣者,精則養神,柔則養筋。陽微不能養筋,則筋脉緊急而成痓也。

病身熱足寒,頸項强急,惡寒,時頭熱面赤,目脉

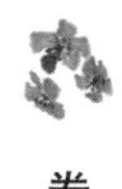

赤，獨頭面趙本注：一本無面字搖，卒口噤，背反張者，痓病也。

太陽中風，爲純中風也，太陽傷寒，爲純傷寒也，皆不作痓。惟是太陽中風，重感寒濕，乃變爲痓也。身熱足寒者，寒濕傷下也。時頭熱面赤，目脉赤，風傷於上也。頭搖者，風主動也，獨頭搖者，頭爲諸陽之會，風傷陽也，若純傷風者，身亦爲之動搖，手足爲之搐搦，此者内夾寒濕，故頭搖也。口噤者，寒主急也，卒口噤者，不常噤也，有時而緩，若風寒相搏，則口噤而不時開，此者加之風濕，故卒口噤也。足太陽之脉，起於目内眦，上額交巔上，其支別者，從巔入絡腦，還出別下項，循肩膊内，夾脊抵腰中，下貫臀，以下至足，風寒客於經中，則筋脉拘急，故頭項强急而背反張也。

太陽病，關節疼痛而煩，脉沉而細趙本注："一作緩"者，此名濕痹。趙本注："一云中濕"濕痹之候，其人小便不利，大便反快，但當利其小便。

《金匱要略》曰：霧傷皮腠，濕流關節，疼痛而煩者，濕氣内流也。濕同水也，脉沉而細者，水性趣下也。痹，痛也。因其關節煩疼，而名曰濕痹，非脚氣之痹也。《内經》曰：濕勝則濡泄。小便不利，大便反快者，濕氣内勝也。但當利其小便，以宣泄腹中濕氣。古云：治濕之病，不利小便，非其治也。

濕家之爲病，一身盡疼，發熱，身色如似熏黄。

身黄如橘子色者，陽明瘀熱也。此身色如似熏黄，即非陽明瘀熱。身黄發熱者，梔子柏皮湯主之，爲表裏有熱，則身不疼痛。此一身盡疼，非傷寒客熱也，知濕邪在經而使之，脾惡濕，濕傷，則脾病而色見，是以身發黄者，爲其黄如煙熏，非正黄色也。

濕家，其人但頭汗出，背强，欲得被覆向火，若下之，早則噦，胸滿，小便不利，舌上如胎者，以丹田有熱，胸中有寒，渴欲得水而不能飲，則趙本無"則"字口燥煩也。

濕家，有風濕、有寒濕，此寒濕相搏者也。濕勝則多汗，傷寒則無汗，寒濕相搏，雖有汗而不能周身，故但頭汗出也。背陽也，腹陰也，太陽之脉，夾脊抵腰，太陽客寒濕，表氣不利，而背强也。裏有邪者，外不惡寒，表有邪者，則惡寒。欲得被覆向火者，寒濕在表而惡寒也。若下之早，則傷動胃氣，損其津液，故致噦而胸滿、小便不利。下後裏虚，上焦陽氣因虚而陷於下焦，爲丹田有熱，表中寒乘而入於胸中，爲胸上有寒，使舌上生白胎滑也。藏燥則欲飲水，以胸上客寒濕，故不能飲而但口燥煩也。

濕家下之，額上汗出，微喘，小便利趙本注："一云不利"者，死。若下利不止者，亦死。

濕家發汗則愈。《金匱要略》曰：濕家身煩疼，可與麻黄加术四兩，發其汗爲宜；若妄下則大逆。額上汗出而微喘者，乃陽氣上逆也。小便自利或下利者，陰氣下流也。陰陽相離，故云死矣。《内經》曰：陰陽離决，精氣乃絶。

問曰：風濕相搏，一身盡疼痛，趙本作“病”法當汗出而解，值天陰雨不止，醫云：此可發汗，汗之病不愈者，何也？答曰：發其汗，汗大出者，但風氣去，濕氣在，是故不愈也。若治風濕者，發其汗，但微微似欲汗出趙本作“出汗”者，風濕俱去也。

值天陰雨不止，明其濕勝也。《内經》曰：陽受風氣，陰受濕氣。又曰：傷於風者，上先受之；傷於濕者，下先受之。風濕相搏，則風在外，而濕在内。汗大出者，其氣暴，暴則外邪出，而裹邪不能出，故風去而濕在。汗微微而出者，其氣緩，緩則内外之邪皆出，故風濕俱去也。

濕家病，身上疼痛，發熱面黄而喘，頭痛，鼻塞而煩，其脉大，自能飲食，腹中和無病，病在頭中寒濕，故鼻塞，内藥鼻中，則愈。

病有淺深，證有中外，此則濕氣淺者也。何以言之？濕家不云關節煩疼，而云身上疼痛，是濕氣不流關節而外客肌表也；不云發熱身似熏黄，復云發熱面黄而喘，是濕不干於脾而薄於上焦也。陰受濕氣，則濕邪爲深，今頭痛，鼻塞而煩，是濕客於陽，而不客於陰也。濕家之脉當沉細，爲濕氣内流，脉大者陽也，則濕不内流，而外在表也。又以自能飲食，胸腹别無滿痞，爲腹中和無病，知其濕氣微淺，内藥鼻中，以宣泄頭中寒濕。

病者一身盡疼，發熱，日晡所劇者，此名風濕。此病傷於汗出當風，或久傷取冷所致也。

一身盡疼者，濕也；發熱日晡所劇者，風也。若汗出當風而得之者，則先客濕而後感風；若久傷取冷得之者，則先傷風而後中濕。可與麻黄杏仁薏苡仁甘草湯，見《金匱要略》中。

太陽中熱者，暍是也。其人汗出惡寒，身熱而渴也。

汗出惡寒，身熱而不渴者，中風也。汗出惡寒，身熱而渴者，中暍也。白虎加人參湯主之，見《金匱要略》中方。

太陽中暍者，身熱疼重，而脉微弱，此亦趙本作"以"夏月傷冷水，水行皮中所致也。

經曰：脉虚身熱，得之傷暑。身熱脉微弱者，暍也。身體疼重者，水也。夏時暑熱，以水灌洗而得之。一物瓜蒂散主之，見《金匱要略》中方。

太陽中暍者，發熱惡寒，身重而疼痛，其脉弦細芤遲，小便已，灑灑然毛聳，手足逆冷，小有勞，身即熱，口開，前板齒燥。若發汗，則惡寒甚；加温針，則發熱甚；數下之，則淋甚。

病有在表，有在裏者，有表裏俱病者。此則表裏俱病者也。發熱惡寒，身重疼痛者，表中暍也；脉弦細芤遲者，中暑脉虚也；小便已，灑灑然毛聳，手足逆冷者，太陽經氣不足也；小有勞，身即熱者，謂勞動其陽，而暍即發也；口開，前板齒燥者，重醫統本作"裏"有熱也。《内經》曰：因於暑汗，煩則喘喝。口開，謂喘喝也，以喘喝不止，故前板齒乾燥。若發汗以去表邪，則外虚陽氣，故惡寒甚；若以温

針助陽，則火熱内攻，故發熱甚；若下之，以除裏熱則内虚，而膀胱燥，故淋甚。

辨太陽病脉證並治法上第五

太陽之爲病，脉浮，頭項强痛而惡寒。

經曰：尺寸俱浮者，太陽受病。太陽受病，太陽主表，爲諸陽主氣。脉浮，頭項强痛而惡寒者，太陽表病也。

太陽病，發熱，汗出，惡風，脉緩者，名爲中風。

風，陽也。寒，陰也。風則傷衛，發熱，汗出，惡風者，衛中風。醫統本有"也"字榮病，發熱，無汗，不惡風而惡寒；衛病，則發熱，汗出，不惡寒而惡風。以衛爲陽，衛外者也，病則不能衛固其外，而皮腠踈，故汗出而惡風也。傷寒脉緊，傷風脉緩者，寒性勁急而風性解緩故也。

太陽病，或已發熱，或未發熱，必惡寒，體痛，嘔逆，脉陰陽俱緊者，名曰趙本作"爲"傷寒。

經曰：凡傷於寒，則爲病熱，爲寒氣客於經中，陽經怫結而成熱也。中風即發熱者，風爲陽也。及傷寒云，或已發熱，或未發熱，以寒爲陰邪，不能即熱，鬱而方變熱也。風則傷衛，寒則傷榮，衛虚者惡風，榮虚者惡寒，榮傷寒者，必惡寒也。氣病者則麻，血病者則痛。風令氣緩，寒令氣逆，體痛嘔逆者，榮中寒也。經曰：脉盛身寒，得之傷寒，脉陰陽俱緊者，知其傷寒也。

傷寒一日，太陽受之，脉若静者爲不傳；頗欲吐，若燥趙本作"躁"煩，脉數急者，爲傳也。

太陽主表，一日則太陽受邪，至二日當傳陽明，若脉氣微而不傳陽明，胃經受邪，則喜吐；寒邪傳裏者，則變熱，如頗欲吐，若煩躁，脉急數者，爲太陽寒邪變熱，傳於陽明也。

傷寒二三日，陽明少陽證不見者，爲不傳也。

傷寒二三日，無陽明少陽證，知邪不傳，止在太陽經中也。

太陽病，發熱而渴，不惡寒者，爲温病。

發熱而渴，不惡寒者，陽明也。此太陽受邪，知爲温病，非傷寒也。積温成熱，所以發熱而渴，不惡寒也。

若發汗已，身灼熱者，名曰趙本無"曰"字風温。風温爲病，脉陰陽俱浮，自汗出，身重，多眠睡，鼻息必鼾，語言難出。若被下者，小便不利，直視，失溲；若被火者，微發黄色，劇則如驚癇，時瘈瘲；若火熏之，一逆尚引日，再逆促命期。

傷寒發汗已，則身凉；若發汗已，身灼熱者，非傷寒，爲風温也。風傷於上，而陽受風氣，風與温相合，則傷衛。脉陰陽俱浮，自汗出者，衛受邪也。衛者氣也，風則傷衛，温則傷氣，身重，多眠睡者，衛受風温而氣昏也。鼻息必鼾，語言難出者，風温外甚，而氣擁不利也。若被下者，則傷藏氣，太陽膀胱經也。《内經》曰：膀胱不利爲癃，不約爲遺溺。癃者，小便不利也。太陽之脉起目内眦。《内經》曰：瞳子高者，太陽不足，戴眼者，太陽已絶。小便不利、直視、失溲，爲下後竭津液，損藏氣，風温外勝。經曰：欲絶也爲難治。若被火者，則火助風温成熱，微者熱瘀而發黄；劇者熱甚生風，如驚癇而時瘈瘲也。先曾被火爲一逆，若更以火熏之，是再逆也。一逆尚猶延引時日而不愈，其再逆者，必致危殆，故云促命期。

病有發熱惡寒者，發於陽也；無熱惡寒者，發於陰也。發於陽者趙本無“者”字七日愈，發於陰者趙本無“者”字六日愈。以陽數七，陰數六故也。

陽爲熱也，陰爲寒也。發熱而惡寒，寒傷陽也；無熱而惡寒，寒傷陰也。陽法火，陰法水。火成數七，水成數六。陽病七日愈者，火數足也；陰病六日愈者，水數足也。

太陽病，頭痛至七日已趙本作“以”上自愈者，以行其經盡故也。若欲作再經者，針足陽明，使經不傳則愈。

傷寒自一日至六日，傳三陽三陰經盡，至七日當愈。經曰：七日太陽病衰，頭痛少愈；若七日不愈，則太陽之邪再傳陽明，針足陽明爲迎而奪之，使經不傳則愈。

太陽病欲解時，從巳至未上。

巳爲正陽，則陽氣得以復也。始於太陽，終於厥陰。六經各以三時爲解，而太陽從巳至未，陽明從申至戌，少陽從寅至辰；至於太陰，從亥至丑，少陰從子至寅，厥陰從丑至卯者，以陽行也速，陰行也緩，陽主醫統本作“生”於晝。陰主醫統本作“生”於夜。陽三經解時，從寅至戌，以陽道常饒也；陰三經解時，從亥至卯，以陰道常乏也。《内經》曰：陽中之太陽，通於夏氣，則巳午未太陽乘王也。

風家，表解而不了了者，十二日愈。

中風家，發汗解後，未全快暢者，十二日大邪皆去，六經悉和則愈。

病人身大熱反欲得近趙本無"近"字衣者，熱在皮膚，寒在骨髓也；身大寒，反不欲近衣者，寒在皮膚，熱在骨髓也。

皮膚言淺，骨髓言深；皮膚言外，骨髓言内。身熱欲得衣者，表熱裏寒也；身寒不欲衣者，表寒裏熱也。

太陽中風，陽浮而陰弱。陽浮者，熱自發；陰弱者，汗自出。嗇嗇惡寒，淅淅惡風，翕翕發熱，鼻鳴乾嘔者，桂枝湯主之。

陽以候衛，陰以候榮。陽脉浮者，衛中風也；陰脉弱者，榮氣弱也。風並於衛，則衛實而榮虛，故發熱汗自出也。經曰：太陽病，發熱汗出者，此爲榮弱衛强者是也。嗇嗇者，不足也，惡寒之貌也。淅淅者，灑淅也，惡風之貌也。衛虛則惡風，榮虛則惡寒，榮弱衛强，惡寒復惡風者，以自汗出，則皮膚緩，腠理疏，是亦惡風也。翕翕者，熇熇然而熱也，若合羽所覆，言熱在表也。鼻鳴乾嘔者，風擁而氣逆也。與桂枝湯和榮衛而散風邪也。

桂枝湯方：

桂枝三兩，去皮　味辛熱（按：下藥性，趙本無，以後並同）　芍藥三兩。味苦酸，微寒　甘草二兩，炙　味甘平　生薑三兩，

切味辛温　大棗十二枚,擘　味甘温

《内經》曰:辛甘發散爲陽。桂枝湯,辛甘之劑也,所以發散風邪。《内經》曰:風淫所勝,平以辛,佐以苦甘,以甘緩之,以酸收之。是以桂枝爲主,芍藥甘草爲佐也。《内經》曰:風淫於内,以甘緩之,以辛散之。是以生薑大棗爲使也。

上五味,㕮咀。趙本有"三味"二字　以水七升,微火煮取三升,去滓,適寒温,服一升。服已須臾,啜熱稀粥一升餘,以助藥力,温覆令一時許,遍身漐漐,微似有汗者益佳,不可令如水流漓,病必不除。若一服汗出病差,停後服,不必盡劑;若不汗,更服,依前法;又不汗,後服小促役趙本無"役"字其間,半日許,令三服盡;若病重者,一日一夜服,周時觀之。服一劑盡,病證猶在者,更作服;若汗不出者,趙本無"者"字乃服至二三劑。禁生冷、粘滑、肉麵、五辛、酒酪、臭惡等物。

太陽病,頭痛發熱,汗出惡風者,趙本無"者"字桂枝湯主之。

頭痛者,太陽也;發熱汗出惡風者,中風也。與桂枝湯,解散風邪。

太陽病,項背强几几,反汗出惡風者,桂枝加葛根湯主之。趙本有"桂枝加葛根湯方",詳見本書卷十。

几几者,伸頸之貌也。動則伸頸,摇身而行。項背强者,動則如之。項背几几者,當無汗,反汗出惡風者,中風表虚也,與桂枝湯以和表,加麻黄、葛根以袪風,且麻黄主表實，後葛根湯證云：太陽病，項背强几几，無汗惡風，葛根湯主之。藥味正與此方同。其無汗者，當用麻黄，今自醫統本作“日”。熊校記：今日汗出，舊鈔作曰，是也。汪本作自，非汗出，恐不加麻黄，但加葛根也。

太陽病，下之後，其氣上衝者，可與桂枝湯。方用前法。若不上衝者，不可趙本作“得”與之。

太陽病屬表，而反下之，則虚其裏，邪欲乘虚傳裏。若氣上衝者，裏不受邪，而氣逆上，與邪争也，則邪仍在表，故當復與桂枝湯解外；其氣不上衝者，裏虚不能與邪争，邪氣已傳裏也，故不可更與桂枝湯攻表。

太陽病三日，已發汗，若吐，若下，若温針，仍不解者，此爲壞病，桂枝不中與趙本有“之”字也。觀其脉證，知犯何逆，隨證治之。

太陽病，三日中，曾經發汗、吐下、温針，虚其正氣，病仍不解者，謂之壞病，言爲醫所壞病也。不可復與桂枝湯。審觀脉證，知犯何逆，而治之逆者，隨所逆而救之。

桂枝本爲解肌，若其人脉浮緊，發熱汗不出者，不可與趙本有“之”字也。常須識此，勿令誤也。

脉浮，發熱，汗出惡風者，中風也，可與桂枝湯解肌；脉浮緊，發熱，不汗醫統本作“汗不”出者，傷寒也，可與麻黄湯。常須識此，勿妄治也。

若酒客病，不可與桂枝湯，得湯趙本作“之”則嘔，以酒客不喜甘故也。

酒客内熱，喜辛而惡甘，桂枝湯甘，酒客得之，則中滿而嘔。

喘家作桂枝湯，加厚朴杏子佳。醫統本作"仁"。

太陽病，爲諸陽主氣，風甚氣擁，則生喘也。與桂枝湯以散風，加厚朴、杏仁以降氣。

凡服桂枝湯吐者，其後必吐膿血也。

内熱者，服桂枝湯則吐，如酒客之類也。既亡津液，又爲熱所搏，其後必吐膿血。吐膿血，謂之肺痿。《金匱要略》曰：熱在上焦爲肺痿。謂或從汗或從嘔吐，重亡津液，故得之。

太陽病，發汗，遂漏不止，其人惡風，小便難，四肢微急，難以屈伸者，桂枝加附子湯主之。趙本有"桂枝加附子湯方"詳見本書卷十。

太陽病，因發汗，遂汗漏不止而惡風者，爲陽氣不足，因發汗，陽氣益虚而皮腠不固也。《内經》曰：膀胱者，州都之官，津液藏焉，氣化則出。小便難者，汗出亡津液，陽氣虚弱，不能施化。四肢者，諸陽之本也。四肢微急，難以屈伸者，亡陽而脱液也。《針經》曰：液脱者，骨屬屈伸不利。與桂枝加附子湯，以温經復陽。

太陽病，下之後，脉促趙本注："一作縱"胸滿者，桂枝去芍藥湯主之。趙本有"桂枝去芍藥湯方"，詳見本書卷十若微惡趙本無"惡"字寒者，趙本有"桂枝"二字去芍藥方中，趙本無"方中"二字加附子湯主之。趙本有"桂枝去芍藥加附子湯方"，詳見本書卷十。

脉來數，時一止復來者，名曰促。促爲陽盛，則不因下後而脉促者也。此下後脉促，不得爲陽盛也。太陽病下之，其脉促不結胸者，此爲欲解。此下後脉促而復胸滿，則不得爲欲解，由下後陽虚，表邪漸入而客於胸中也。與桂枝湯以散客邪，通行陽氣，芍藥益陰，陽虚者非所宜，故去之。陽氣已虚，若更加之微惡熊校記：按論文據趙本無“惡”字，元刊誤衍，然注中仍不誤也，汪氏反增之以足成其誤，非是寒，則必當温劑以散之，故加附子。

太陽病，得之八九日，如瘧狀，發熱惡寒，熱多寒少，其人不嘔，清便欲自可，一日二三度發，脉微緩者，爲欲愈也。脉微而惡寒者，此陰陽俱虚，不可更發汗、更下、更吐也。面色反有熱色者，未欲解也，以其不能得小汗出，身必癢，宜桂枝麻黄各半湯。趙本有“桂枝麻黄各半湯方”，詳見本書卷十。

傷寒八九日，則邪傳再經又遍，三陽欲傳三陰之時也。傳經次第，則醫統本作“前”三日傳遍三陽，至四日陽去入陰，不入陰者爲欲解，其傳陰經，第六日傳遍三陰，爲傳經盡而當解。其不解傳爲再經者，至九日又遍三陽，陽不傳陰則解。如瘧，發作有時也。寒多者爲病進，熱多者爲病退。經曰：厥少熱多，其病爲愈；寒多熱少，陽氣退故爲進也。今雖發熱惡寒，而熱多寒少，爲陽氣進，而邪氣少也。裏不和者，嘔而利，今不嘔，清便自調者裏和也。寒熱間日發者，邪氣深也；日一發者，邪氣復常也；日再發者，邪氣淺也；日二三發者，邪氣微也。《内經》曰：大則邪至，小則平。言邪甚則脉大，邪少則脉微，今日數多而脉微緩者，是邪氣微緩也，故云欲愈。脉微而惡寒者，表裏俱虚也。陽表也，陰裏也。脉微爲裏虚，惡寒爲表虚，以表裏俱虚，故不可更發汗、更下、更吐也。陰陽俱虚，則面色青白，反有熱色者，表未解也。熱色爲赤色也。得小汗則和。不得汗，則得邪氣外散皮膚而爲癢也，與桂枝麻黄各半湯，小發其汗，以除表邪。

太陽病，初服桂枝湯，反煩不解者，先刺風池、風府，却與桂枝湯則愈。

煩者，熱也。服桂枝湯後，當汗出而身凉和；若反煩不解者，風甚而未能散也。先刺風池、風府，以通太陽之經，而泄風氣，却與桂枝湯解散則愈。

服桂枝湯，大汗出，脉洪大者，與桂枝湯如前法；若形如趙本作"似"瘧，趙本有"一"字日再發者，汗出必解，宜桂枝二麻黄一湯。趙本有"桂枝二麻黄一湯方"詳見本書卷十。

經曰：如服一劑，病證猶在者，故當復作本湯服之。服桂枝湯汗出後，脉洪大者，病猶在也；若形如瘧，日再發者，邪氣客於榮衛之間也。與桂枝二麻黄一湯，解散榮衛之邪。

服桂枝湯，大汗出後，大煩，渴不解，脉洪大者，白虎加人參湯主之。趙本有"白虎加人參湯方"，詳見本書卷十。

大汗出，脉洪大而不渴，邪氣猶在表也，可更與桂枝湯。若大汗出，脉洪大，而煩渴不解者，表裏有熱，不可更與桂枝湯。可與白虎加人參湯，生津止渴，和表散熱。

太陽病，發熱惡寒，熱多寒少，脉微弱者，此無陽也，不可更趙本醫統本並作“發”汗，宜桂枝二越婢一湯方。

桂枝二越婢一湯方：

桂枝去皮　芍藥　甘草各十八銖，趙本有“炙”字　生薑一兩三錢，趙本作“二銖”，切，醫統本無“切”字　大棗四枚，擘　麻黄十八銖，去節，趙本無“去節”二字　石膏二十四銖，碎，綿裹

胃爲十二經之主，脾治水穀爲卑藏若婢。《內經》曰：脾主爲胃行其津液。是湯所以謂之越婢者，以發越脾氣，通行津液。外臺方，一名越脾湯，即此義也。

上七味，㕮咀。趙本無“㕮咀”二字以五升水，趙本作“水五升”煮麻黄一二沸，去上沫，内諸藥，煮取二升，去滓，温服一升。本方趙本作“云”當裁爲越婢湯、桂枝湯，合趙本有“之”字飲一升，今合爲一方，桂枝二越婢一。趙本作“桂枝湯二分，越婢湯一分”。熊校記：本方至越婢一，按此廿六字，語欠明，趙本作本云當裁爲越婢湯、桂枝湯，合之飲一升，合今爲一方，桂枝湯二分，越婢湯一分，是趙本文義較完，當從訂正。

服桂枝湯，或下之，仍頭項强痛，翕翕發熱，無汗，心下滿，微痛，小便不利者，桂枝湯趙本、醫統本並無“湯”字去桂，加茯苓白术湯主之。趙本有“桂枝去桂加茯苓白术湯方”，詳見本書卷十。

頭項强痛，翕翕發熱，雖經汗下，爲邪氣仍在表也。心下滿，微痛，小便利者，則欲成結胸。今外證未罷，無汗，小便不利，則心下滿，微痛，爲停飲也。與桂枝湯以解外，加茯苓白术利小便行留飲。

傷寒脉浮，自汗出，小便數，心煩，微惡寒，脚攣急，反與桂枝湯，趙本無"湯"字欲攻其表，此誤也。得之便厥，咽中乾，煩燥，趙本作"躁"吐逆者，作甘草乾薑湯與之，以復其陽。若厥愈、足温者，更作芍藥甘草湯與之，其脚即伸。若胃氣不和，讝語者，少與調胃承氣湯。若重發汗，復加燒針者，四逆湯主之。

脉浮，自汗出，小便數而惡寒者，陽氣不足也。心煩、脚攣急者，陰氣不足也。陰陽血氣俱虚，則不可發汗，若與桂枝湯攻表，則又損陽氣，故爲誤也。得之便厥，咽中乾，煩躁吐逆者，先作甘草乾薑湯，復其陽氣，得厥愈足温，乃與芍藥甘草湯，益其陰血，則脚脛得伸。陰陽雖復，其有胃燥、讝語，少與調胃承氣湯微溏，以和其胃。重發汗爲亡陽，加燒針則損陰，《内經》曰：榮氣微者，加燒針則血不流行，重發汗，復燒針，是陰陽之氣大虚，四逆湯以復陰陽之氣。

甘草乾薑湯方：

甘草四兩，炙　味甘平　乾薑二兩，炮　味辛熱

《内經》曰：辛甘發散爲陽，甘草乾薑相合，以復陽氣。

上吹咀，趙本作“二味”以水三升，煮取一升五合，去滓，分温再服。

芍藥甘草湯方：

白芍藥四兩。味（醫統本有“苦”字）酸，微寒　甘草四兩，炙。甘平

芍藥，白補而赤瀉，白收而赤散也。酸以收之，甘以緩之，酸甘相合，用補陰血。

上二味吹咀，趙本無“吹咀”二字以水三升，煮取一升半，趙本作“五合”去滓，分温再服之。趙本無“之”字

調胃承氣湯方：

大黄四兩，去皮，清酒浸。（趙本作“洗”）　甘草二兩，炙味甘平　芒硝（趙本、醫統本並作“消”）半斤，醫統本作“升”　味鹹苦，大寒

《内經》曰：熱淫於内，治以鹹寒，佐以苦甘。芒硝鹹寒以除熱，大黄苦寒以蕩實，甘草甘平，助二物，推陳而緩中。

上三味吹咀，趙本無“吹咀”二字以水三升，煮取一升，去滓，内芒硝更上火微煮，令沸，少少温服。趙本、醫統本並有“之”字。

四逆湯方：

甘草二兩，炙。味甘平　乾薑一兩半。味辛熱　附子一枚，生用，去皮，破八片。辛，大熱

《内經》曰：寒淫於内，治以甘熱；又曰：寒淫所勝，平以辛熱。甘草薑附相合，爲甘辛大熱之劑，乃可發散陰陽之氣。

上三味㕮咀，趙本無“㕮咀”二字以水三升，煮取一升二合，去滓，分温再服，强人可大附子一枚，乾薑三兩。

問曰：證象陽旦，按法治之而增劇，厥逆，咽中乾，兩脛拘急而讝語。師曰：言夜半手足當温，兩脚當伸，後如師言。何以知此？答曰：寸口脉浮而大，浮則趙本無“則”字爲風，大則趙本無“則”字爲虚，風則生微熱，虚則兩脛攣。病證趙本作“形”象桂枝，因加附子參其間，增桂令汗出，附子温經，亡陽故也。厥逆咽中乾，煩燥，趙本作“躁”陽明内結，讝語，煩亂，更飲甘草乾薑湯。夜半陽氣還，兩足當熱，脛尚微拘急，重與芍藥甘草湯，爾乃脛伸，以承氣湯微溏，則止其讝語，故知病可愈。

陽旦，桂枝湯别名也。前證脉浮醫統本作“微”自汗出，小便數，心煩，微惡寒，脚攣急，與桂枝湯證相似，是證象陽旦也。與桂枝湯而增劇，得寸口脉浮大，浮爲風邪，大爲血虚，即於桂枝湯加附子，温經以補虚，增桂令汗出以祛風。其有治之之逆而增厥者，與甘草乾薑湯，陽復而足温，更與芍藥甘草湯，陰和而脛伸。表邪已解，陰陽已復，而有陽明内結，譫語煩亂，少與調胃承氣湯，微溏泄以和其胃，則陰陽之氣皆和，内外之邪悉去，故知病可愈。

釋　音

清凉上七正反(醫統本作“切”)

囟音信

頔頞上音拙，面骨也。下音遏，鼻也

之長音掌

俱見音現

痼音固

殞羽粉切

膺於陵切，胸也

暍音謁，傷暑也

几几音殊，短羽鳥飛几几也

惡寒上烏路切

癃音隆

啜昌悦切

疫音役

疹之忍切，瘾疹也

痎音皆瘧也

逮音代，及也

焫如劣切

嗌音益，咽也

嚔丁計切

迄許訖切，至也

晬祖對切，周歲也

髃音偶，又音虞，肩前也

痓巨井切，强急也

攣力全切

晡布胡切

怫音佛

淅思歷切

漐直立切，汗出貌

忽乎吻切

飧泄上音孫，下音薛

砭悲廉切，石針也

中病上音衆

沓徒合切

瘳音抽,病愈也

狹懵上户甲切,下莫孔切

痏羽軌切

痓充至切,惡也;一曰風病

内藥上音納

灑蘇狠切,驚貌

鼾音汗,卧息也

熇許酷切,熱也

脛胡定切

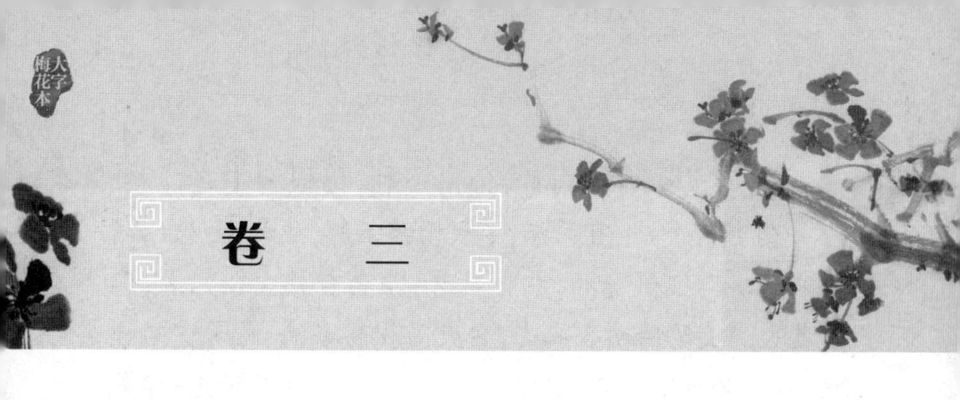

辨太陽病脉證並治法中第六

太陽病，項背強几几，無汗，惡風，葛根湯主之。

太陽病，項背强几几，汗出惡風者，中風表虚也；項背强几几，無汗惡風者，中風表實也。表虚宜解肌，表實宜發汗，是以葛根湯發之也。

葛根湯方：

葛根四兩　麻黄三兩，去節　桂（趙本有"枝"字）二兩，去皮　芍藥二兩，切。（趙本無"切"字）　甘草二兩，炙　生薑三兩，切　大棗十二枚，擘

本草云：輕可去實，麻黄、葛根之屬是也。此以中風表實，故加二物於桂枝湯中也。

上七味㕮咀，趙本無"㕮咀"二字以水一斗，先煮麻黄葛根，減二升，去趙本有"白"字沫，内諸藥，煮取三升，去滓，温服一升，覆取微似汗，不須啜粥，趙本無"不須啜粥"一句餘如桂枝法，將息及禁忌。趙本有"諸湯皆仿此"五字

太陽與陽明合病者，必自下利，葛根湯主之。

傷寒有合病、有並病，本太陽病不解，並於陽明者，謂之並病。二經俱受邪，相合病者，謂之合病。合病者，邪氣甚也。太陽陽明合病者，與太陽少陽合病、陽明少陽合病，皆言必自下利者，以邪氣並於陰，則陰實而陽虛；邪氣並於陽，則陽實而陰虛。寒邪氣甚，客於二陽，二陽方外實而不主裏，則裏氣虛，故必下利，與葛根湯，以散經中甚邪。

太陽與陽明合病，不下利，但嘔者，葛根加半夏湯主之。

邪氣外甚，陽不主裏，裏氣不和，氣下而不上者，但下利而不嘔；裏氣上逆而不下者，但嘔而不下利。與葛根湯，以散其邪，加半夏以下逆氣。

葛根加半夏湯方：

葛根四兩　麻黄三兩，去節，湯泡去黄汁，焙乾稱　生薑三（趙本作二）兩，切　甘草二兩，炙　芍藥二兩　桂枝二兩，去皮　大棗十二枚，擘　半夏半斤（趙本、醫統本並作“升”），洗

上八味，以水一斗，先煮葛根、麻黄，減二升，去白沫，内諸藥，煮取三升，去滓，温服一升，覆取微似汗。

太陽病，桂枝證，醫反下之，利遂不止，脉促趙本注：“一作縱”者，表未解也；喘而汗出者，葛根黄連黄芩趙本作“黄芩黄連”湯主之。

經曰：不宜下，而便攻之，内虛熱入，協熱遂利。桂枝

證者,邪在表也,而反下之,虚其腸胃,爲熱所乘,遂利不止。邪在表則見陽脉,邪在裏則見陰脉。下利脉微遲,邪在裏也。促爲陽盛,雖下利而脉促者,知表未解也。病有汗出而喘者,爲自汗出而喘也,即邪氣外甚所致。喘而汗出者,爲因喘而汗出也,即裏熱氣逆所致,與葛根黄芩黄連湯,散表邪、除裏熱。

葛根黄芩黄連湯方:趙本芩、連互易

葛根半斤　甘草二兩,炙。味耳平　黄芩二(趙本作"三")兩。味苦寒　黄連三兩。味苦寒

《内經》曰:甘發散爲陽。表未解者,散以葛根、甘草之甘苦;以堅裏氣弱者,堅以黄芩、黄連之苦。

上四味,以水八升,先煮葛根,減二升,内諸藥,煮取二升,去滓,分温再服。

太陽病,頭痛發熱,身疼,腰痛,骨節疼痛,惡風,無汗而喘者,麻黄湯主之。

此太陽傷寒也,寒則傷榮,頭痛,身疼,腰痛,以至牽連骨節疼痛者,太陽經榮血不利也。《内經》曰:風寒客於人,使人毫毛畢直。皮膚閉而爲熱者,寒在表也。風並於衛,衛實而榮虚者,自汗出而惡風寒也;寒並於榮,榮實而衛虚者,無汗而惡風也。以榮强衛弱,故氣逆而喘,與麻黄湯以發其汗。

麻黄湯方:

麻黄三兩,去節。味甘温　桂枝二(醫統本作三)兩,去皮。味辛熱　甘草一兩,炙。味甘平　杏仁七十個,湯(趙本無"湯"

字）去皮尖。味辛温

《内經》曰：寒淫於内，治以甘熱，佐以苦辛。麻黄、甘草，開肌發汗，桂枝、杏人醫統本作“仁”散寒下氣。

上四味，以水九升，先煮麻黄，減二升，去上沫，内諸藥，煮取二升半，去滓，温服八合，覆取微似汗，不須啜粥，餘如桂枝法將息。

太陽與陽明合病，喘而胸滿者，不可下，宜麻黄湯主之。趙本無“主之”二字。

陽受氣於胸中，喘而胸滿者，陽氣不宣發，壅而逆也。心下滿、腹滿，皆爲實，當下之。此以爲胸滿，非裏實，故不可下，雖有陽明，然與太陽合病，爲屬表，是與麻黄湯發汗。

太陽病，十日以去，脉浮細而嗜卧者，外已解也。設胸滿脅痛者，與小柴胡湯。趙本有“小柴胡湯方”，詳見本書本卷脉但浮者，與麻黄湯。

十日以去，向解之時也。脉浮細而嗜卧者，表邪已罷也。病雖已利解之，若脉但浮而不細者，則邪氣但在表也，與麻黄湯發散之。

太陽中風，脉浮緊，發熱惡寒，身疼痛，不汗出而煩躁者，大青龍湯主之。若脉微弱，汗出惡風者，不可服。趙本有“之”字服之則厥逆，筋惕肉瞤，此爲逆也。趙本有“大青龍湯方”五字，醫統本作“大青龍湯主之”。

此中風見寒脉也。浮則爲風，風則傷衛；緊則爲寒，寒則傷榮。榮衛俱病，故發熱惡寒，身疼痛也。風並於衛者，爲榮弱衛强；寒並於榮者，爲榮强衛弱。今風寒兩傷，則榮衛俱實，故不汗出而煩躁也。與大青龍湯發汗，以除榮衛風寒。若脉微弱，汗出惡風者，爲榮衛俱虚，反服青龍湯，則必亡陽，或生厥逆，筋惕肉瞤，此治之逆也。

大青龍湯方：

麻黄六兩，去節。味甘温　桂枝二兩，去皮。味辛熱　甘草二兩，炙。味甘平　杏仁（趙本人作“仁”），四十個，（趙本作“枚”），去皮尖。味苦，甘温　生薑三兩，切。味辛温　大棗十二（趙本無“二”字）枚，擘。味甘温　石膏如鷄子大碎。味甘，微寒

辛甘均爲發散。然風宜辛散，寒宜甘發，醫統本有“以”字辛甘相合，乃能發散榮衛之風寒。麻黄、甘草、石膏、杏仁，以發散榮中之寒，桂枝、薑、棗，以解除衛中之風。

上七味，以水九升，先煮麻黄，減二升，去上沫，内諸藥，煮取三升，去滓，温服一升，取微似汗，汗出多者，温粉撲趙本、醫統本並作“粉”之。一服汗者，停後服。趙本有“若復服”三字汗多亡陽，遂趙本注：“一作逆”虚，惡風煩躁，不得眠也。

傷寒脉浮緩，身不疼，但重，乍有輕時，無少陰證者，大青龍湯發之。

此傷寒見風脉也。傷寒者身疼，此以風勝，故身不疼；中風者身重，此以兼風，故乍有輕時；不發醫統本作“久”厥吐利，無少陰裏證者，爲風寒外甚也。與大青龍湯，以

發散表中風寒。

傷寒表不解,心下有水氣,乾嘔發熱而咳,或渴,或利,或噎,或小便不利,少腹滿,或喘者,小青龍湯主之。

傷寒表不解,心下有水飲,則水寒相搏,肺寒氣逆,故乾嘔發熱而咳。《針經》曰:形寒飲冷則傷肺。以其兩寒相感,中外皆傷,故氣逆而上行,此之謂也。與小青龍湯發汗、散水。水氣内漬,則所傳不一,故有或爲之證,隨證增損,以解化之。

小青龍湯方:

麻黄三兩,去節。味甘温　芍藥三兩。味酸微寒　五味子半升。味酸温　乾薑三兩。味辛熱　甘草三兩,炙。味甘平　桂枝三兩,去皮。味辛熱　半夏半升,湯(趙本無"湯"字)洗。味辛,微温　細辛三兩。味辛温

寒邪在表,非甘辛不能散之,麻黄、桂枝、甘草之辛甘,以發散表邪。水停心下而不行,則腎氣燥,《内經》曰:腎苦燥,急食辛以潤之。乾薑、細辛、半夏之辛,以行水氣而潤腎。咳逆而喘,則肺氣逆,《内經》曰:肺欲收,急食酸以收之。芍藥、五味子之酸,以收逆氣而安肺。

上八味,以水一斗,先煮麻黄,減二升,去上沫,内諸藥,煮取三升,去滓,温服一升。

加減法:

若微利者,趙本無"者"字去麻黄加蕘花,如趙本有"一"字鷄子大,趙本、醫統本並無"大"字熬令赤色。下利者,不可

攻其表，汗出必脹滿，麻黄發其陽，水漬入胃，必作利。蕘花下十二水，水去利則止。趙本從“下利”以下皆無。

若渴者，趙本無“者”字去半夏，加栝蔞根三兩。辛燥而苦潤，半夏辛而燥津液，非渴者所宜，故去之；栝蔞味苦而生津液，故加之。趙本從“辛燥”以下皆無。

若噎者，去麻黄，加附子一枚，炮。經曰：水得寒氣，冷必相搏，其人即䭇。加附子温散水寒。病人有寒，復發汗，胃中冷，必吐蛔，去麻黄惡發汗。趙本從“經曰”以下皆無。

若小便不利，少腹滿，趙本有“者”字去麻黄，加茯苓四兩。水蓄下焦不行，爲小便不利，少腹滿，麻黄發津液於外，非所宜也；茯苓泄蓄水於下，加所當也。趙本從“水蓄”以下皆無。

若喘者，趙本無“者”字去麻黄，加杏仁趙本作“仁”半升，去皮尖。《金匱要略》曰：其人形腫，故不内麻黄，内杏子。以麻黄發其陽故也。喘呼形腫，水氣標本之疾。趙本從“金匱”以下皆無。

傷寒，心下有水氣，咳而微喘，發熱不渴。服湯已渴者，此寒去欲解也。小青龍湯主之。

咳而微喘者，水寒射肺也；發熱不渴者，表證未罷也。與小青龍湯發表散水。服湯已渴者，裏氣温，水氣散，爲欲解也。

太陽趙本有“桂枝湯方”，詳見本書卷二病，外證未解，脉浮弱者，當以汗解，宜桂枝湯。

脉浮弱者，榮弱衛强也。

太陽病，下之微喘者，表未解故也。桂枝加厚朴杏仁湯主之。趙本有"桂枝加厚朴杏子湯方"詳見本書卷十。

下後大喘，則爲裏氣太虚，邪氣傳裏，正氣將脱也；下後微喘，則爲裏氣上逆，邪不能傳裏，猶在表也。與桂枝湯以解外，加厚朴、杏仁以下逆氣。

太陽病，外證未解者，趙本無"者"字不可下也，下之爲逆。欲解外者，宜桂枝湯主之。趙本無"主之"二字。

經曰：本發汗而復下之爲逆也。若先發汗，治不爲逆。

太陽病，先發汗不解，而復下之，脉浮者不愈。浮爲在外，而反下之，故令不愈。今脉浮，故知趙本無"知"字在外，當須解外則愈，宜桂枝湯主之。趙本無"主之"二字。

經曰：柴胡湯證具，而以他藥下之，柴胡湯證仍在者，復與柴胡湯。此雖已下之不爲逆，則其類矣。

太陽病，脉浮緊，無汗，發熱，身疼痛，八九日不解，表證仍在，此當發其汗。服藥已，微除，其人發煩目瞑。劇者必衄，衄乃解，所以然者，陽氣重故也。麻黄湯主之。

脉浮緊，無汗，發熱身疼痛，太陽傷寒也，雖至八九日而表證仍在，亦當發其汗，既服温暖發散湯藥，雖未作大汗，亦微除也。煩者身熱也，邪氣不爲汗解，鬱而變熱，蒸於經絡，發於肌表，故生熱煩。肝受血而能視，始者醫統本作"寒"氣傷榮，寒既變熱，則血爲熱搏，肝氣不治，故目瞑也。衄者，熱甚於經，迫血妄行而爲衄，得衄則熱隨血散而解。陽氣重者，熱氣重也。與麻黄湯以解前太陽傷寒之邪也。

太陽病，脉浮緊，發熱身無汗，自衄者愈。

風寒在經，不得汗解，鬱而變熱，衄則熱隨血散，故云自衄者愈。

二陽並病，太陽初得病時，發其汗，汗先出不徹，因轉屬陽明，續自微汗出，不惡寒。若太陽病證不罷者，不可下，下之爲逆，如此可小發汗。設面色緣緣正赤者，陽氣怫鬱在表，當解之、熏之；若發汗不徹，不足言陽氣怫鬱不得越，當汗不汗，其人躁煩，不知痛處，乍在腹中，乍在四肢，按之不可得，其人短氣，但坐，以汗出不徹故也，更發汗則愈。何以知汗出不徹，以脉濇故知也。

太陽病未解，傳並入陽明，而太陽證未罷者，名曰並病。續自微汗出不惡寒者，爲太陽證罷，陽明證具也，法當下之；若太陽證未罷者，爲表未解，則不可下，當小發其汗，先解表也。陽明之經循面，色緣緣正赤者，陽氣怫鬱在表也，當解之、熏之，以取其汗。若發汗不徹者，不足言陽氣怫鬱，止是當汗不汗，陽氣不得越散，邪無從出，擁甚於經，故燥醫統本作“躁”煩也。邪循經行，則痛無常處，或在腹中，或在四肢，按之不可得而短氣，但責以汗出不徹，更發汗則愈。《内經》曰：諸過者切之，濇者，陽氣有餘，爲身熱無汗。是以脉濇知陽氣擁鬱而汗出不徹。

脉浮數者，法當汗出而愈。若下之，身重心悸者，不可發汗，當自汗出乃解。所以然者，尺中脉微，此裏虚，須表裏實，津液自和，便自汗出愈。

經曰：諸脉浮數，當發熱而灑淅惡寒，言邪氣在表也，是當汗出愈。若下之，身重心悸者，損其津液，虚其胃氣。若身重心悸而尺脉實者，則下後裏虚，邪氣乘虚傳裏也。今尺脉微，身重心悸者，知下後裏虚，津液不足，邪氣不傳裏，但在表也。然以津液不足，則不可發汗，須裏氣實、津液足，便自汗出而愈。

脉浮緊者，法當身疼痛，宜以汗解之。假令尺中遲者，不可發汗。何以知之趙本無"之"字然？以榮氣不足，血少故也。

《針經》曰：奪血者無汗。尺脉遲者，爲榮血不足，故不可發汗。

脉浮者，病在表，可發汗，宜麻黄湯。

浮爲輕手得之，以候皮膚之氣。《内經》曰：其在皮者汗而發之。

脉浮而數者，可發汗，宜麻黄湯。

浮則傷衛，數則傷榮，榮衛受邪，爲病在表，故當汗散。

病常自汗出者，此爲榮氣和。榮氣和者，外不諧，以衛氣不共榮氣和諧趙本作"諧和"故爾。以榮行脉中，衛行脉外，復發其汗，榮衛和則愈，宜桂枝湯。

風則防衛，寒則傷榮。衛受風邪而榮不病者，爲榮氣和也。衛既客邪，則不能與榮氣和諧，亦不能衛護皮腠，是以常自汗出。與桂枝湯解散風邪、調和榮衛則愈。

病人藏無他病，時發熱，自汗出，而不愈者，此衛氣不和也。先其時發汗則愈，宜桂枝湯主之。趙本無"主之"二字。

藏無他病，裏和也。衛氣不和表病也。《外臺》云：裏和表病，汗之則愈。所謂先其時者，先其發熱汗出之時，發汗則愈。

傷寒脉浮緊，不發汗，因致衄者，麻黄湯主之。

傷寒脉浮緊，邪在表也，當與麻黄湯發汗；若不發汗，則邪無從出，擁甚於經，迫血妄行，因致衄也。

傷寒不大便六七日，頭痛有熱者，與承氣湯。其小便清者，趙本注："一云大便青"知不在裏，仍在表也，當須發汗；若頭痛者必衄，宜桂枝湯。

不大便六七日，頭痛有熱者，故宜當下。若小便清者，知裏無熱，則不可下。經曰：小便數者，大便必鞕，不更衣十日無所苦也。況此不大便六七日，小便清者，不可責邪在裏，是仍在表也，與桂枝湯以解外。若頭疼不已，爲表不罷，鬱甚於經，迫血妄行，上爲衄也。

傷寒發汗，趙本有"已"字解半日許，復煩，脉浮數者，可更發汗，宜桂枝湯主之。趙本無"主之"二字。

煩者，熱也。發汗身凉爲已解，至半日許，身復熱，脉浮數者，邪不盡也，可更發汗，與桂枝湯。

凡病若發汗、若吐、若下、若亡趙本有"血亡"二字津液，陰陽自和者，必自愈。

重亡津液，則不能作汗，必待陰阻自和，乃自愈矣。

大下之後，復發汗，小便不利者，亡津液故也，勿治之，得小便利，必自愈。

因亡津液而小便不利者，不可以藥利之，俟津液足，小便利必自愈也。

下之後，復發汗，必振寒脉微細。所以然者，以内外俱虚故也。

發汗則表虚而亡陽；下之則裏虚而亡血。振寒者，陽氣微也；脉微細者，陰血弱也。

下之後，復發汗，晝日煩躁，不得眠，夜而安静，不嘔不渴，無表證，脉沉微，身無大熱者，乾薑附子湯主之。

下之虚其裏，汗之虚其表，既下醫統本作“裏申”又汗，則表裏俱虚。陽主於晝，陽欲復，虚不勝邪，正邪交争，故晝日煩躁醫統本作“躁”不得眠；夜陰爲主，陽虚不能與之争，是夜則安静。不嘔不渴者，裏無熱也；身無大熱者，表無熱也。又無表證而脉沉微，知陽氣大虚，陰寒氣勝，與乾薑附子湯，退陰復陽。

乾薑附子湯方：

乾薑一兩。味辛熱　附子一枚生用，去皮，破（趙本作切）八片。味辛熱

《内經》曰：寒淫所勝，平以辛熱。虚寒太甚，是以辛熱劑勝之也。

上二味，以水三升，煮取一升，去滓，頓服。

發汗後，身疼痛，脉沉遲者，桂枝加芍藥、生薑各一兩，人參三兩新加湯主之。趙本有“桂枝加芍藥生薑人參新加湯方”，詳見本書卷十。

汗後，身疼痛，邪氣未盡也。脉沉遲，榮血不足也。經曰：其脉沉者，榮氣微也。又曰：遲者，榮氣不足，血少故也。與桂枝湯以解未盡之邪，加芍藥、生薑、人參，以益不足之血。

發汗後，不可更行桂枝湯。汗出而喘，無大熱者，可與麻黄杏仁甘草石膏湯主之。趙本“主之”作“方”。

發汗後喘，當作桂枝加厚朴杏仁湯，汗出則喘愈，今汗出而喘，爲邪氣擁甚，桂枝湯不能發散，故不可更行桂枝湯。汗出而喘有大熱者，内熱氣甚也；無大熱者，表邪必甚也。與麻黄杏仁醫統本作“人”甘草石膏湯，以散其邪。

麻黄杏仁趙本作“仁”**甘草石膏湯方：**

麻黄四兩，去節。味甘温　杏仁（趙本作“仁”）五十個，去皮尖。味甘温　甘草二兩，炙。味甘平　石膏半斤，碎，綿裹。味甘寒

《内經》曰：肝苦急，急食甘以緩之。風氣通於肝，風邪外甚，故以純甘之劑發之。

上四味，以水七升，先趙本無“先”字煮麻黄，減二升，去上沫，内諸藥，煮取二升，去滓，温服一升。本云：黄耳柸。

發汗過多，其人叉手自冒心，心下悸，欲得按者，

桂枝甘草湯主之。

發汗過多亡陽也。陽受氣於胸中,胸中陽氣不足,故病叉手自冒心。心下悸欲得按者,與桂枝甘草湯,以調不足之氣。

桂枝甘草湯方:

桂枝四兩,去皮。味辛熱　甘草二兩,炙。味甘平

桂枝之辛,走肺而益氣;甘草之甘,入脾而緩中。

上二味,以水三升,煮取一升,去滓,頓服。

發汗後,其人臍下悸者,欲作奔豚,茯苓桂枝甘草大棗湯主之。

汗者,心之液。發汗後,臍下悸者,心氣虛而腎氣發動也。腎之積,名曰奔豚。發則從少腹上至心下,爲腎氣逆欲上凌心。今臍下悸爲腎氣發動,故云欲作奔豚。與茯苓桂枝甘草大棗湯,以降腎氣。

茯苓桂枝甘草大棗湯方:

茯苓半斤。味甘平　甘草二兩,炙。味甘平　大棗十五枚,擘。味甘平　桂枝四兩,去皮

茯苓以伐腎邪;桂枝能泄奔豚;甘草、大棗之甘,滋助脾土,以平腎氣;煎用甘爛水者,揚之無力,取不助腎氣也。

上四味,以甘瀾水一斗,先煮茯苓,減二升,内諸藥,煮取三升,去滓,温服一升,日三服。作甘瀾水法,取水二斗,置大盆内,以勺揚之,水上有珠子五六千顆相逐,取用之。

发汗後，腹脹滿者，厚朴生薑甘草半夏人參湯主之。

吐後腹脹與下後腹滿皆爲實，言邪氣乘虚入裏爲實。發汗後外已解也。腹脹滿知非裏實，由脾胃津液不足，氣澀不通，壅而爲滿，與此湯和脾胃而降氣。

厚朴生薑甘草半夏人參湯方：

厚朴半斤，去皮，炙。味苦温　生薑半斤，切。味辛温　半夏半斤，（趙本醫統本並作"升"）洗。味辛平　人參一兩。味（醫統本有"甘"字）温　甘草二兩，炙。味甘平

《内經》曰：脾欲緩，急食甘以緩之，用苦泄之。厚朴之苦，以泄腹滿；人參、甘草之甘，以益脾胃；半夏、生薑之辛，以散滯氣。

上五味，以水一斗，煮取三升，去滓，温服一升，日三服。

傷寒若吐若下後，心下逆滿，氣上衝胸，起則頭眩，脈沉緊，發汗則動經，身爲振振摇者，茯苓桂枝白术甘草湯主之。

吐下後，裏虚氣。上逆者，心下逆滿，氣上衝胸；表虚陽不足，起則頭眩；脈浮緊，爲邪在表，當發汗；脈沉緊，爲邪在裏，則不可發汗。發汗則外動經絡，損傷陽氣，陽氣外虚，則不能主持諸脈，身爲振振摇也，與此湯以和經益陽。

茯苓桂枝白术甘草湯方：

茯苓四兩。味甘平　桂枝三兩，去皮。味辛熱　白术二

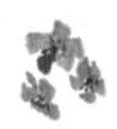

兩。味苦甘温　甘草二兩，炙。味甘平

陽不足者，補之以甘，茯苓、白术，生津液而益陽也。裏氣逆者，散之以辛，桂枝、甘草，行陽散氣。

上四味，以水六升，煮取三升，去滓，分温三服。

發汗，病不解，反惡寒者，虚故也，芍藥甘草附子湯主之。

發汗病解，則不惡寒；發汗病不解，表實者，亦不惡寒。今發汗病且不解，又反惡寒者，榮衛俱虚也。汗出則榮虚，惡寒則衛虚，與芍藥甘草附子湯，以補榮衛。

芍藥甘草附子湯方：

芍藥三兩。味酸，微寒　甘草三兩，炙。味甘平　附子一枚，炮，去皮，破八片。味辛熱

芍藥之酸，收斂津液而益榮；附子之辛温，固陽氣而補衛；甘草之甘，調和辛酸而安正氣。

已上趙本作“右”三味，以水伍升，煮取一升五合，去滓，分温趙本有“三”字服。

疑非仲景意。趙本作“方”。

發汗若下之，病仍不解，煩躁者，茯苓四逆湯主之。

發汗若下，病宜解也，若病仍不解，則發汗外虚陽氣，下之内虚陰氣，陰陽俱虚，邪獨不解，故生煩躁。與茯苓四逆湯，以復陰陽之氣。

茯苓四逆湯方：

茯苓六（趙本作“四”）兩。味甘平　人參一兩。味甘温

甘草二兩,炙。味甘平　乾薑一兩半。味辛熱　附子一枚,生用,去皮,破八片。味辛熱

四逆湯以補陽,加茯苓、人參以益陰。

上五味,以水五升,煮取三升,去滓,温服七合,日三趙本作"二"服。

發汗後,惡寒者,虛故也;不惡寒,但熱者,實也。當和胃氣,與調胃承氣湯。趙本有"調胃承氣湯方"詳見本書卷二。又趙本注:"《玉函》云,與小承氣湯"。

汗出而惡寒者,表虛也;汗出而不惡寒,但熱者,裏實也。經曰:汗出不惡寒者,此表解裏未和。與調胃承氣湯和胃氣。

太陽病,發汗後,大汗出,胃中乾,煩躁趙本作"躁"不得眠,欲得飲水者,少少與飲之,令胃氣和則愈。若脉浮,小便不利,微熱消渴者,與趙本無"與"字五苓散主之。趙本注:"即猪苓散是"。

發汗已解,胃中乾,煩躁不得眠,欲飲水者,少少與之,胃氣得潤則愈。若脉浮者,表未解也。飲水多,而小便少者,謂之消渴,裏熱甚實也;微熱消渴者,熱未成實,上焦燥也,與五苓散,生津液和表裏。

五苓散方:

猪苓十八銖,去皮。味甘平　澤瀉一兩六銖半(趙本無"半"字)味酸鹹　茯苓十八銖。味甘平　桂(趙本有"枝"字)半兩,去皮。味辛熱　白术十八銖。味甘平

淡者一也。口入一而爲甘,甘甚而反淡,甘緩而淡

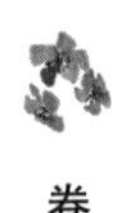

滲。猪苓、白术、茯苓三味之甘，潤虚燥而利津液；鹹味下泄爲陰，澤瀉之鹹，以泄伏水；辛甘發散爲陽，桂枝之辛甘，以和肌表。

上五味爲末，趙本作“搗爲散”以白飲和，服方寸匕，日三服，多飲暖水，汗出愈。趙本有“如法將息”四字。

發汗已，脉浮數，煩渴者，五苓散主之。

發汗已，脉浮數者，表邪未盡也；煩渴亡津液，胃燥也，與五苓散和表潤燥。

傷寒汗出而渴者，五苓散主之。不渴者，茯苓甘草湯主之。

傷寒汗出而渴者，亡津液胃燥，邪氣漸傳裏也，五苓散以和表裏。若汗出不渴者，邪氣不傳裏，但在表而表虚也，與茯苓甘草湯和表合衛。

茯苓甘草湯方：

茯苓二兩。味甘平　桂枝二兩，去皮。味辛熱　生薑三兩，切。味辛温　甘草一兩，炙。味甘平

茯苓、甘草之甘，益津液而和衛；桂枝、生薑之辛，助陽氣而解表。

上四味，以水四升，煮取二升，去滓，分温三服。

中風發熱，六七日不解而煩，有表裏證，渴欲飲水，水入則吐者，名曰水逆。五苓散主之。

中風發熱，至六七日，則當解；若不解煩者，邪在表也。渴欲飲水，邪傳裏也。裏熱甚則能消熊校記：裏熱甚則能水，汪本能下增消字。按能讀如耐，古書多有之，迭見《内經》水，

水入則不吐；裏熱少則不能消水，停積不散，飲而吐水也。以其因水而吐，故名水逆。與五苓散和表裏、散停飲。

未持脉時，病人手叉自冒心，師因教試令咳而不咳者，此必兩耳聾無聞也。所以然者，以重發汗，虚故如此。

發汗多亡陽，胸中陽氣不足者，病人手叉自冒心。師見外證知陽氣不足也；又試令咳而不即咳者，耳聾也，知陽氣虚明矣。耳聾者，陽氣虚，精氣不得上通於耳故也。

發汗後，飲水多，必喘，以水灌之，亦喘。

喘，肺疾。飲水多喘者，飲冷傷肺也；以冷水灌洗而喘者，形寒傷肺也。

發汗後，水藥不得入口爲逆，若更發汗，必吐下不止。

發汗後，水藥不得入口，爲之吐逆。發汗亡陽，胃中虚冷也。若更發汗，則愈損陽氣，胃氣大虚，故吐下不止。

發汗吐下後，虚煩不得眠；若劇者，必反復顛倒，心中懊憹，梔子豉湯主之。

發汗吐下後，邪熱乘虚客於胸中，謂之虚煩者熱也，胸中煩熱鬱悶而不得發散者是也。熱醫統本作"無"氣伏於裏者，則喜睡，今熱氣浮於上，煩擾陽氣，故不得眠。心惡熱，熱甚則必神昏，是以劇者反復顛倒而不安，心中懊憹而憒悶。懊憹者，俗謂鶻突是也。《内經》曰：其高者因而越之。與梔子豉湯以吐胸中之邪。

梔子豉湯方：

梔子十四枚(趙本作"個")，擘。味苦寒　香豉四合，綿裹。

味苦寒

酸苦涌泄爲陰，苦以涌吐，寒以勝熱，梔子豉湯相合，吐劑宜矣。

上二味，以水四升，先煮梔子，得二升半，内豉，煮取一升半，去滓，分爲二服，温進一服。得吐者，止後服。

若少氣者，梔子甘草豉湯主之。趙本有“梔子甘草豉湯方”詳見本書卷十若嘔者，梔子生薑豉湯主之。趙本有“梔子生薑豉湯方”詳見本書卷十。

少氣者，熱傷氣也，加甘草以益氣；嘔者，熱煩而氣逆也，加生薑以散氣。少氣，則氣爲熱搏散而不收者，甘以補之可也；嘔，則氣爲熱搏，逆而不散者，辛以散之可也。

發汗、若下之而煩熱，胸中窒者，梔子豉湯主之。

陽受氣於胸中，發汗若下，使陽氣不足，邪熱客於胸中，結而不散，故煩熱而胸中窒塞，與梔子豉湯以吐胸中之邪。

傷寒五六日，大下之後，身熱不去，心中結痛者，未欲解也，梔子豉湯主之。

傷寒五六日，邪氣在裏之時，若大下後，身熱去，心胸空者，爲欲解。若大下後，身熱去而心結痛者，結胸也；身熱不去，心中結痛者，虚煩也。結胸爲熱結醫統本作“客”胸中，爲實，是熱氣已收斂於内，則外身熱去；虚煩爲熱客胸中，未結爲熱，散漫爲煩，是以身熱不去。六七日爲欲解之時，以熱爲虚煩，故云未欲解也。與梔子豉湯以吐除之。

傷寒下後，心煩、腹滿、卧起不安者，梔子厚朴湯主之。

下後，但腹滿而不心煩，即邪氣入裏爲裏實；但心煩而不腹滿，即邪氣在胸中爲虚煩。既煩且滿，則邪氣壅於胸腹之間也。滿則不能坐，煩則不能卧，故醫統本有"令"字卧起不安。與梔子厚朴湯，吐煩泄滿。

梔子厚朴湯方：

梔子十四枚，（趙本作個）擘。味苦寒　厚朴四兩，薑炙。（趙本作"炙，去皮"）苦温　枳實四枚，水浸，去穰，炒。（趙本作"炙令黄"）味苦寒

酸苦涌泄。梔子之苦，以涌虚煩；厚朴枳實之苦，以泄腹滿。

已上趙本作"右"三味，以水三升半，煮取一升半，去滓，分二服。温進一服，得吐者，止後服。

傷寒，醫以丸藥大下之，身熱不去，微煩者，梔子乾薑湯主之。

丸藥不能除熱，但損正氣。邪氣乘虚留於胸中而未入深者，則身熱不去而微煩，與梔子乾薑湯，吐煩益正氣。

梔子乾薑湯方：

梔子十四枚，（趙本作"個"）擘。味苦寒　乾薑二兩。味辛熱

苦以涌之，梔子之苦以吐煩。辛以潤之，乾薑之辛以

益氣。

上二味,以水三升半,煮取一升半,去滓,分二服。温進一服,得吐者,止後服。

凡用梔子湯,病人舊微溏者,不可與服之。

病人舊微溏者,裏虚而寒在下也,雖煩則非藴熱,故不可與梔子湯。《内經》曰:先泄而後生他病者,治其本,必且調之,後乃治其他病。

太陽病發汗,汗出不解,其人仍發熱,心下悸,頭眩,身瞤動,振振欲擗趙本注:"一作僻"地者,真武湯主之。趙本有"真武湯方",詳見本書卷六。

發汗不解仍發熱,邪氣未解也;心下悸、頭眩、身瞤動、振振欲擗地者,汗出亡陽也。裏虚爲悸,上虚爲眩,經虚爲身瞤振振摇,與真武湯主之,温經復陽。

咽喉乾燥者,不可發汗。

津液不足也。

淋家不可發汗,發汗必便血。

膀胱裏熱則淋,反以湯藥發汗,亡耗津液,增益醫統本作"損"客熱,膀胱虚燥,必小便血。

瘡家雖身疼痛,不可發汗,發汗則痓。趙本作"汗出則痓"。

表虚聚熱,則生瘡,瘡家身疼如傷寒,不可發汗,發汗則表氣愈虚,熱勢愈甚,生風,故變痓也。

衄家不可發汗,汗出必額上陷,脉急緊,直視不能眴,不得眠。

衄者，上焦亡血也。若發汗，則七焦津液枯竭，經絡乾澀，故額上陷，脉急緊。諸脉者，皆屬於目。筋脉緊急則牽引其目，故直視不能眴。眴瞬合目也。《針經》曰：陰氣虚則目不瞑，亡血爲陰虚，是以不得眠也。

亡血家，不可發汗，發汗則寒慄而振。

《針經》曰：奪血者無汗，奪汗者無血。亡血發汗，則陰陽俱虚，故寒慄而振摇。

汗家重發汗，必恍惚心亂，小便已，陰疼，與禹餘糧丸，闕。趙本注："方本闕"。

汗者心之液，汗家重發汗，則心虚恍惚心亂；奪汗則無水，故小便已，陰中疼。

病人有寒，復發汗，胃中冷，必吐蛔。趙本注："一作逆"。

病人有寒，則當温散，反發汗，損陽氣，胃中冷，必吐蛔也。

本發汗而復下之，此爲逆也；若先發汗，治不爲逆。本先下之，而反汗之爲逆；若先下之，治不爲逆。

病在表者，汗之爲宜，下之爲逆；病在裏者，下之爲宜，汗之爲逆。經曰：陽盛陰虚，汗之則死，下之則愈，陽虚陰盛，汗之則愈，下之則死。

傷寒醫下之，續得下利，清穀不止，身疼痛者，急當救裏；後身疼痛，清便自調者，急當救表。救裏宜四逆湯；救表宜桂枝湯。

傷寒下之，續得下利清穀不止，身疼痛者，急當救裏者，以裏氣不足，必先救之，急與四逆湯。得清便自調，知裏氣已和，然後急與桂枝湯以救表，身疼者，表邪也。《内經》曰：病發而不足，標而本之，先治其標，後治其本。此以寒爲本也。

病發熱，頭痛，脉反沉，若不差，身體疼痛，當救其裏，宜四逆湯。趙本有"四逆湯方"詳見本書卷二。

發熱頭痛，表病也。脉反沉者，裏脉也。經曰：表有病者，脉當浮大；今脉反沉遲，故知愈也。見表病而得裏脉則當差，若不差，爲内虚寒甚也，與四逆湯救其裏。

太陽病，先下之趙本無"之"字而不愈，因復發汗，以此表裏俱虚，其人因致冒，冒家汗出自愈。所以然者，汗出表和故也。得趙本無"得"字裏未和，然後復下之。

冒者，鬱也，下之則裏虚而亡血；汗之則表虚而亡陽。表裏俱虚，寒氣怫醫統本作"佛"鬱，其人因致冒。《金匱要略》曰：亡血復汗，寒多，故令鬱冒，汗出則怫醫統本作"佛"鬱之邪得解，則冒愈。《金匱要略》曰：冒家欲解，必大汗出。汗出表和而裏未和者，然後復下之。

太陽病未解，脉陰陽俱停，趙本注："一作微"必先振慄，汗出而解。但陽脉微者，先汗出而解；但陰脉微趙本注："一作尺脉實"者，下之而解。若欲下之，宜調胃承氣湯主之。趙本無"主之"二字，又趙本注："一云，用大柴胡湯"。

脉陰陽俱停無偏勝者，陰陽氣和也。經曰：寸口、關上、尺中三處，大小浮沉遲數同等，此脉陰陽爲和平，雖劇當愈。今醫統本有“脉”字陰陽既和，必先振慄汗出而解。但陽脉微者，陽不足而陰有餘也，經曰：陽虛陰盛，汗之則愈。陰脉微者，陰不足而陽有餘也，經曰：陽盛陰虛，下之則愈。

太陽病，發熱汗出者，此爲榮弱衛强，故使汗出，欲救邪風者，宜桂枝湯。

太陽中風，風並於衛，則衛實而榮虛。榮者陰也，衛者陽也。發熱汗出，陰弱陽强也。《内經》曰：陰虛者陽必湊之，故少氣時熱而汗出，與桂枝湯解散風邪，調和榮衛。

傷寒五六日，中風，往來寒熱，胸脅苦滿，默默趙本作“嘿嘿”不欲飲食，心煩喜嘔，或胸中煩而不嘔，或渴，或腹中痛，或脅下痞鞕，或心下悸，小便不利，或不渴，身有微熱，或咳者，與小柴胡湯主之。趙本無“與”字。

病有在表者，有在裏者，有在表裏之間者。此邪氣在表裏之間，謂之半表半裏證。五六日，邪氣自表傳裏之時。中風者，或傷寒至五六日也。《玉函》曰：中風五六日，傷寒，往來寒熱，即是。或中風，或傷寒，非是傷寒再中風，中風復傷寒也。經曰：傷寒中風，有柴胡證，但見一證，便是，不必悉具者正是。謂或中風、或傷寒也。邪在表則寒，邪在裏則熱。今邪在半表半裏之間，未有定處，是以寒熱往來也。邪在表，則心腹不滿，邪在裏，則心腹脹滿。今止言胸脅苦滿，知邪氣在表裏之間，未至於心腹滿，言胸脅苦滿，知邪氣在表裏也。默默，静也。邪在表，則呻吟不安，邪在裏，則煩悶亂。《内經》曰：陽入之陰則靜。默默者，邪方自表之裏，在表裏之間也。邪在表則能食，邪在裏則不能食，不欲食者，邪在表裏之間，未至於必不能食也。邪在表，則不煩不嘔，邪在裏，則煩滿而嘔，醫統本有"心"字煩喜嘔者，邪在表方傳裏也。邪初入裏，未有定處，則所傳不一，故有或爲之證。有柴胡證，但見一證便是，即是此或爲之證。

小柴胡湯方：

柴胡半斤。味苦，微寒　黄芩三兩。味苦寒　人參三兩。味甘温　甘草三兩（趙本有"炙"字）。味甘平　半夏半升，洗。味辛温　生薑三兩，切。味辛温　大棗十三（趙本醫統本並作"二"）枚，擘。味甘温

《内經》曰：熱淫於内，以苦發之。柴胡、黄芩之苦，以發傳邪之熱。裏不足者，以甘緩之。人參、甘草之甘，以緩中和之氣。邪中入裏則裏氣逆，辛以散之，半夏以除煩嘔；邪半在表，則榮衛争之，辛甘解之，薑棗以和榮衛。

上七味，以水一斗二升，煮取六升，去滓，再煎，取三升，温服一升，日三服。

後加减法：趙本無此四字。

若胸中煩而不嘔，趙本有"者"字去半夏、人參，加栝蔞實一枚。

胸中煩而不嘔，熱聚而氣不逆也。甘者令人中滿，方熱聚，無用人參之補；辛散逆氣，既不嘔，無用半夏之辛温。熱宜寒療，聚宜苦，栝蔞實苦寒，以泄胸中藴熱。

若渴者，趙本無“者”字去半夏，加人參，合前成四兩半，栝蔞根四兩。

半夏燥津液，非渴者所宜。人參甘而潤，栝蔞根苦而凉，徹熱生津，二物爲當。

若腹中痛者，去黄芩，加芍藥三兩。

去黄芩惡寒中，加芍藥以通壅。

若脅下痞鞕，去大棗，加牡蠣四兩。

甘，令人中滿痞者，去大棗之甘。鹹以軟之，痞鞕者，加牡蠣之鹹。

若心下悸，小便不利者，去黄芩，加茯苓四兩。

飲而水蓄不行爲悸，小便不利。《内經》曰：腎欲堅。急食苦以堅腎，則水益堅，故去黄芩。淡味滲泄爲陽，茯苓甘淡以泄伏水。

若不渴，外有微熱者，去人參，加桂趙本有“枝”字三兩，温覆取趙本無“取”字微汗愈。

不渴者，裏和也，故去人參。外有微熱，表未解也，加桂以發汗。

若咳者，去人參、大棗、生薑，加五味子半升，乾薑二兩。

咳者，氣逆也。甘則壅氣，故去人參、大棗。《内經》曰：肺欲收，急食酸以收之。五味子之酸，以收逆氣。肺寒則咳，散以辛熱，故易生薑以乾薑之熱也。

血弱氣盡，腠理開，邪氣因入，與正氣相搏，結於脅下，正邪分争，往來寒熱，休作有時，默默趙本作“嘿

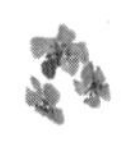

嘿”不欲飲食。藏府相連，其痛必下，邪高痛下，故使嘔也。趙本注：“一云藏府相違，其病必下，脅膈中痛”小柴胡湯主之。

人之氣血隨時盛衰，當月郭空之時，則爲血弱氣盡，腠理開疏之時也。邪氣乘虚，傷人則深。《針經》曰：月郭空，則海水東盛，人血氣虚，衛氣去，形獨居，肌肉減，皮膚緩，腠理開，毛髮殘，膲理薄，醫統本有“煙”字垢落，當是時遇賊風，則其入深者是矣。邪因正虚，自表之裏，而結於脅下，與正分争，作往來寒熱。默默不欲飲食，此爲自外之内。經絡與藏府相連，氣隨經必傳於裏，故曰其痛下。痛，一作病。邪在上焦爲邪高，邪漸傳裏爲痛下，裏氣與邪氣相搏，逆而上行，故使嘔也。與小柴胡湯，以解半表半裏之邪。

服柴胡湯已，渴者，屬陽明也，趙本無“也”字以法治之。

服小柴胡湯，表邪已而渴，裏邪傳於陽明也，以陽明治之。

得病六七日，脉遲浮弱，惡風寒，手足温，醫二三下之，不能食，而脅下滿痛，面目及身黄，頸項强，小便難者，與柴胡湯。後必下重，本渴，而飲水趙本作“飲水而嘔者”嘔者，柴胡湯不中與也。食穀者噦。

得病六七日，脉遲浮弱，惡風寒，手足温，則邪氣在半表半裏，未爲實，反二三下之，虚其胃氣，損其津液，邪藴於裏，故不能食而脅下滿痛。胃虚爲熱烝之，熏發於外，面目及身悉黄也。頸項强者,表仍未解也。小便難者,内亡津液。雖本柴胡湯證,然以裏虚,下焦氣澀而小便難,若與柴胡湯,又走津液,後必下重也。不因飲水而嘔者,柴胡湯證。若本因飲而嘔者,水停心下也。《金匱要略》曰:先渴却嘔者,爲水停心下,此屬飲家。飲水者,水停而嘔;食穀者,物聚而噦,皆非小柴胡湯所宜,二者皆柴胡湯之戒,不可不識也。

傷寒四五日,身熱惡風,頸項强,脅下滿,手足温而渴者,小柴胡湯主之。

身熱惡風,頸項强者,表未解也;脅下滿而渴者,裏不和也。邪在表則手足通熱,邪在裏則手足厥寒;今手足温者,知邪在表裏之間也。與小柴胡湯以解表裏之邪。

傷寒,陽脉澀,陰脉弦,法當腹中急痛者,趙本無“者”字先與小建中湯;不差者,與小柴胡湯主之。

脉陽澀、陰弦,而腹中急痛者,當作裏有虚寒治之,與小建中湯,温中散寒;若不差者,非裏寒也,必由邪氣自表之裏,裏氣不利所致,與小柴胡湯,去黄芩加芍藥,以除傳裏之邪。

小建中湯方:

桂枝三兩,去皮。味辛熱　甘草三(趙本作“二”)兩,炙。味甘平　大棗十二枚,擘。味甘温　芍藥六兩。味酸微寒　生薑三兩,切。味辛温　膠飴一升。味甘温

建中者,建脾也。《内經》曰:脾欲緩,急食甘以緩之。膠飴、大棗、甘草之甘以緩中也。辛潤散也,榮衛不

足，潤而散之，桂枝、生薑之辛，以行榮衛。酸收也、泄也，正氣虚弱，收而行之，芍藥之酸，以收正氣。

上六味，以水七升，煮取三升，去滓，内膠趙本無“膠”字飴，更上微火，消解，温服一升，日三服。嘔家不可用建中湯，以甜故也。

傷寒中風，有柴胡證，但見一證便是，不必悉具。

柴胡證，是邪氣在表裏之間也，或胸中煩而不嘔，或渴，或腹中痛，或脅下痞鞕，或心下悸，小便不利，或不渴，身有微熱，或咳，但見一證，便宜與柴胡湯治之，不必待其證候全具也。

凡柴胡湯病證而下之，若柴胡證不罷者，復與柴胡湯，必蒸蒸而振，却趙本有“復”字發熱汗出而解。

邪在半表半裏之間，爲柴胡證，即未作裏實，醫便以藥下之；若柴胡證仍在者，雖下之不爲逆，可復與柴胡湯以和解之。得湯，邪氣還表者，外作蒸蒸而熱，先經下，裏虚，邪氣欲出，内則振振然也。正氣勝、陽氣生，却復發熱汗出而解也。

傷寒二三日，心中悸而煩者，小建中湯主之。

傷寒二三日，邪氣在表，未當傳裏之時，心中悸而煩，是非邪氣搏所致。心悸者，氣虚也；煩者，血虚也。以氣血内虚，與小建中湯先建其裏。

太陽病，過經十餘日，反二三下之，後四五日，柴胡證仍在者，先與小柴胡湯。趙本無“湯”字嘔不止，心下急，趙本注：“一云：嘔止小安”鬱鬱微煩者，爲未解也，與大柴胡湯下之,則愈。

日數過多,累經攻下,而柴胡證不罷者,亦須先與小柴胡湯,以解其表。經曰:凡柴胡湯疾,醫統本作"病"證而下之,若柴胡證不罷者,復與柴胡者,醫統本作"湯"是也。嘔止者,表裏和也;若嘔不止,鬱鬱微煩者,裏熱已甚,結於胃中也,與大柴胡湯下其裏熱則愈。

大柴胡湯方:

柴胡半斤。味甘平　黄芩三兩。味苦寒　芍藥三兩。味酸,微寒　半夏半升,洗。味辛温　生薑五兩,切。味辛温　枳實四枚,炙。味苦寒　大棗十二枚,擘。(醫統本有"味"字)甘温　大黄二兩。味苦寒,趙本無"大黄"一藥

柴胡、黄芩之苦,入心而折熱;枳實、芍藥之酸苦,涌泄而扶陰。辛者散也,半夏之辛,以散逆氣;辛甘和也,薑棗之辛甘,以和榮衛。

上八味,以水一斗二升,煮取六升,去滓,再煎,温服一升,日三服。一方用趙本作"加"大黄二兩。若不加大黄,趙本無"大黄"二字恐不爲大柴胡湯也。趙本無"也"字。

傷寒十三日不解,胸脅滿而嘔,日晡所發潮熱,已而微利。此本柴胡證,下之而趙本作"以"不得利,今反利者,知醫以丸藥下之,趙本有"此"字非其治也。潮熱者實也,先宜趙本有"服"字小柴胡湯以解外,後以柴胡加芒硝湯主之。趙本有"柴胡加芒硝湯方",詳見本書卷十。

傷寒十三日,再傳經盡,當解之時也。若不解,胸脅

滿而嘔者,邪氣猶在表裏之間,此爲柴胡湯證;若以柴胡湯下之,則更無潮熱自利。醫反以丸藥下之,虛其腸胃,邪氣醫統本作"熱"乘虛入府,日晡所發潮熱,熱已而利也。潮熱雖爲熱實,然胸脅之邪未已,故先與小柴胡湯以解外,後以柴胡加芒硝以下胃熱。

傷寒十三日不解,趙本無"不解"二字過經,讝語者,以有熱也,當以湯下之。若小便利者,大便當鞕,而反下利,脉調和者,知醫以丸藥下之,非其治也。若自下利者,脉當微厥,今反和者,此爲内實也,調胃承氣湯主之。

傷寒十三日再傳經盡,謂之過經。讝語者,陽明胃熱也,當以諸承氣湯下之。若小便利者,津液偏滲,大便當鞕,反下利者,知醫以丸藥下之也。下利,脉微而厥者,虛寒也,今脉調和,則非虛寒,由腸虛胃熱,協熱而利也,與調胃承氣湯以下胃熱。

太陽病不解,熱結膀胱,其人如狂,血自下,下者愈。其外不解者,尚未可攻,當先解趙本有"其"字外。外解已,但少腹急結者,乃可攻之,宜桃核承氣湯方。趙本注:"後云:解外宜桂枝湯"。

太陽,膀胱經也。太陽經邪熱不解,隨經入府,爲熱結膀胱,其人如狂者,爲未至於狂,但不寧爾。經曰:其人如狂者,以熱在下焦,太陽多熱,熱在膀胱,必與血相搏,若血不爲蓄,爲熱迫之則血自下,血下則熱隨血出而愈。若血不下者,則血爲熱搏,蓄積於下,而少腹急結,乃可攻之，與桃核承氣湯，下熱散血。《内經》曰：從外之内而盛於内者，先治其外，後調其内。此之謂也。

桃核承氣湯方：

桃仁（人趙本作“仁”）五十個，去皮尖。味甘平　桂枝二兩，去皮。味辛熱　大黄四兩　芒硝二兩　甘草二兩，炙

甘以緩之，辛以散之。少腹急結，緩以桃仁之甘；下焦蓄血，散以桂枝辛熱之氣，醫統本作“桂枝之辛，大熱之氣”寒以取之。熱甚搏血，故加二物於調胃承氣湯中也。

上五味，以水七升，煮取二升半，去滓，内芒硝，更上火微沸。下火，先食温服五合，日三服，當微利。

傷寒八九日，下之，胸滿煩驚，小便不利，讝語，一身盡重，不可轉側者，柴胡加龍骨牡蠣湯主之。

傷寒八九日，邪氣已成熱，而復傳陽經之時，下之虚其裏而熱不除。胸滿而煩者，陽熱客於胸中也；驚者，心惡熱而神不守也；小便不利者；裏虚津液不行也；讝語者，胃熱也；一身盡重不可轉側者，陽氣内行於裏，不營於表也。與柴胡湯以除胸滿而煩，加龍骨、牡蠣、鉛丹，收斂神氣而鎮驚；加茯苓以行津液、利小便；加大黄以逐胃熱、止讝語；加桂枝以行陽氣而解身重。錯雜之邪，斯悉愈矣。

柴胡加龍骨牡蠣湯方：

半夏二合（趙本有“半”字），洗　大棗六枚（趙本有“擘”字）　柴胡四兩　生薑一兩半（趙本有“切”字）　人參一兩半（趙本有“黄芩一兩”）　龍骨一兩半　鉛丹一兩半　桂枝一兩半，去皮　茯苓一兩半　大黄二兩　牡蠣一兩半，煅（趙本、

醫統本並作"熬"字）

上十一趙本作"二"味，以水八升，煮取四升，内大黄切如棋子，更煮一二趙本作"兩"沸，去滓，温服一升。趙本句下有"本云：柴胡湯，今加龍骨等"十字。

傷寒腹滿讝語，寸口脉浮而緊，此肝乘脾也，名曰縱，刺期門。

腹滿讝語者，脾胃疾也。浮而緊者，肝脉也。脾病見肝脉，木行乘土也。經曰：水行乘火，木行乘土，名曰縱。此其類矣。期門者，肝之募，刺之以瀉肝經盛氣。

傷寒發熱，嗇嗇惡寒，大渴欲飲水，其腹必滿，自汗出，小便利，其病欲解，此肝乘肺也，名曰横，刺期門。

傷寒發熱，嗇嗇惡寒，肺病也。大渴欲飲水，肝氣勝也。《玉函》曰：作大渴，欲飲酢漿，是知肝氣勝也。傷寒欲飲水者愈，若不愈而腹滿者，此肝行乘肺，水不得行也。經曰：木行乘金，名横，刺期門，以瀉肝之盛氣，肝肺氣平，水散而津液得通，外作自汗出，内爲小便利而解也。

太陽病二日，反躁，反趙本作"凡"熨其背，而大汗出，大熱入胃，趙本注："一作二日内燒瓦熨背，大汗出，火氣入胃"胃中水竭，躁煩，必發讝語，十餘日，振慄、自下利者，此爲欲解也。故其汗，從腰已趙本作"以"下不得汗，欲小便不得，反嘔，欲失溲，足下惡風，大便鞕，小便當數而反不數及不多，大便已，頭卓然而痛，其人足心必熱，穀氣下流故也。

太陽病二日，則邪在表，不當發躁，而反躁者，熱氣行於裏也。反熨其背而發汗，大汗出，則胃中乾燥，火熱入胃，胃中燥熱，躁煩而讝語，至十餘日，振慄、自下利者，火邪勢微，陰氣復生，津液得復也，故爲欲解。火邪去，大汗出，則愈。若從腰以下不得汗，則津液不得下通，故欲小便不得，熱氣上逆而反嘔也。欲失溲、足下惡風者，氣不得通於下而虚也。津液偏滲，令大便鞕者，小便當數。經曰：小便數者，大便必鞕也。

此以火熱内燥，津液不得下通，故小便不數及不多也。若火熱消，津液和，則結鞕之便得潤，因自大便也。便已，頭卓然而痛者，先大便鞕，則陽氣不得下通，既得大便，則陽氣降下，頭中陽虚，故卓然而痛。穀氣者，陽氣也。先陽氣不通於下之時，足下惡風，今陽氣得下，故足心熱也。

太陽病中風，以火劫發汗，邪風被火熱，血氣流溢，失其常度，兩陽相熏灼，其身發黄。陽盛則欲衄，陰虚則小便難，陰陽俱虚竭，身體則枯燥。但頭汗出，劑頸而還，腹滿微喘，口乾咽爛，或不大便，久則讝語，甚者至噦，手足躁擾，捻衣摸床，小便利者，其人可治。

風爲陽邪，因火熱之氣，則邪風愈甚，迫於血氣，使血氣流溢，失其常度。風與火氣，謂之兩陽。兩陽相熏灼，熱發於外，必發身黄。若熱搏於經絡爲陽盛外熱，迫血上行必衄；熱搏於内者，爲陰虚内熱，必小便難。若熱消血氣，血氣少爲陰陽俱虚，血氣虚少，不能榮於身體，爲之枯燥。三陽經絡至頸，三陰至胸中而還，但頭汗出，劑頸而還者，熱氣炎上，摶陽而不摶於陰也。《内經》曰：諸脹腹大，皆屬於熱。腹滿微喘者，熱氣内鬱也。《内經》曰：火氣内發，上爲口乾咽爛者，火熱上熏也。熱氣上而不下者，則大便不鞕。若熱氣下入胃，消耗津液，則大便鞕，故云或不大便。久則胃中躁醫統本作"燥"熱，必發讝語。《内經》曰：病深者，其聲噦。火氣大甚，正氣逆亂則噦。《内經》曰：四肢者，諸陽之本也。陽盛則四肢實，火熱大甚，故手足躁擾，捻衣摸床，擾亂也。小便利者，爲火未劇，津液未竭而猶可治也。

傷寒脉浮，醫以火迫劫之，亡陽，必驚狂，起卧趙本作"卧起"不安者，桂枝去芍藥加蜀漆牡蠣龍骨救逆湯主之。

傷寒脉浮，責邪在表，醫以火劫發汗，汗熊校記：醫以火劫發汗，汗出，大出者亡其陽。汪本大上删"出"字，非大出者，亡其陽。汗者，心之液。亡陽則心氣虚，心惡熱，火邪内迫，則心神浮越，故驚狂，起卧不安，與桂枝湯，解未盡表邪；去芍藥，以芍藥益陰，非亡陽所宜也；火邪錯逆，加蜀漆之辛以散之；陽氣亡脱，加龍骨、牡蠣之澀以固之。《本草》去：澀可去脱。龍骨、牡蠣之屬是也。

桂枝去芍藥加蜀漆龍骨牡蠣趙本作"牡蠣龍骨"**救逆湯方：**

桂枝三兩，去皮　甘草二兩，炙　生薑三兩，切　牡蠣

五兩，熬。味酸鹹　龍骨四兩。味甘平　大棗十二枚，擘　蜀漆三兩，洗去脚（趙本、醫統本並作"腥"）。味辛平

上爲末，趙本作"七味"以水一斗二升，先煮蜀漆，減二升，内諸藥，煮取三升，去滓，温服一升。趙本有"本云：桂枝湯，今去芍藥，加蜀漆牡蠣龍骨"十六字。

形作傷寒，其脉不弦緊而弱。弱者必渴，被火者趙本無"者"字必讝語。弱者發熱、脉浮，解之當汗出。愈。

形作傷寒，謂頭痛身熱也。脉不弦緊，則無傷寒表脉也。經曰：諸弱發熱，則脉弱爲裏熱，故云弱者必渴。若被火氣，兩熱相合，搏熊校記：傳於胃中，汪本傳改搏，非是於胃中。胃中躁煩，必發讝語。脉弱發熱者，得脉浮，爲邪氣還表，當汗出而解矣。

太陽病，以火熏之，不得汗，其人必躁，到經不解，必清血，名爲火邪。

此火邪迫血而血下行者也。太陽病用火熏之，不得汗，則熱無從出。陰虚被火，必發躁也。六日傳經盡，至七日再到太陽經，則熱氣當解。若不解，熱氣迫血下行，必清血清厠也。

脉浮熱甚，趙本有"而"字反灸之，此爲實。實以虚治，因火而動，必咽燥唾血。

此火邪迫血而血上行者也。脉浮，熱甚爲表實，醫以脉浮爲虚，用火灸之，因火氣動血，迫血上行，故咽燥唾血。

微數之脉，慎不可灸，因火爲邪，則爲煩逆，追虚逐實，血散脉中，火氣雖微，内攻有力，焦骨傷筋，血難復也。

微數之脉，則爲熱也。灸則除寒，不能散熱，是慎不可灸也。若反灸之，熱因火則甚，遂爲煩逆。灸本以追虚，而復逐熱爲實，熱則傷血，又加火氣，使血散脉中，氣主呴之，血主濡之，氣血消散，不能濡潤筋骨，致骨焦筋傷，血散而難復也。

脉浮，宜以汗解，用火灸之，邪無從出，因火而盛，病從腰以下必重而痹，名火逆也。

脉浮在表，宜以汗解之。醫以火灸取汗而不得汗，邪無從出，又加火氣相助，則熱愈甚，身半以上，同天之陽，半身以下，同地之陰，火性炎上，則腰已下陰氣獨治，故從腰以下必重而痹也。

欲自解者，必當先煩，趙本有“煩”字乃有汗而解。何以知之？脉浮，故知汗出解也。趙本無“也”字。

煩，熱也。邪氣還表，則爲煩熱，汗出而解。以脉浮，故爲邪還表也。

燒針令其汗，針處被寒，核起而赤者，必發奔豚。氣從少腹上衝心者，灸其核上各一壯，與桂枝加桂湯，趙本有“桂枝加桂湯方”，詳見本書卷十更加桂二兩。趙本有“也”字。

燒針發汗，則損陰血，而驚動心氣。針處被寒，氣聚而成核。心氣因驚而虚，腎氣乘寒氣而動，發爲奔豚。

《金匱要略》曰：病有奔豚，從驚發得之。腎氣欲上乘心，故其氣從少腹上衝心也。先灸核上，以散其寒，與桂枝加桂湯，以泄奔豚之氣。

火逆，下之，因燒針煩躁者，桂枝甘草龍骨牡蠣湯主之。

先火爲逆，復以下除之，裹氣因虚，又加燒針，裹虚而爲火熱所煩，故生煩躁，與桂枝甘草龍骨牡蠣湯以散火邪。

桂枝甘草龍骨牡蠣湯方：

桂枝一兩（趙本有"去皮"二字） 甘草二兩（趙本有"炙"字） 牡蠣二兩，熬 龍骨二兩

辛甘發散，桂枝、甘草之辛甘，以發散經中之火邪；澀可去脱，龍骨、牡蠣之澀，以收斂浮越之正氣。

上爲末，趙本作"四味"以水五升，煮取二升半，去滓，温服八合，日三服。

太陽傷寒者，加温針，必驚也。

寒則傷榮。榮氣微者，加燒針，則血留不行。驚者温針，損榮血而動心氣。《金匱要略》曰：血氣少者屬於心。

太陽病，當惡寒發熱，今自汗出，趙本有"反"字不惡寒發熱，關上脉細數者，以醫吐之過也。一二日吐之者，腹中飢，口不能食；三四日吐之者，不喜糜粥，欲食冷食，朝食暮吐，以醫吐之所致也，此爲小逆。

惡寒發熱，爲太陽表病；自汗出，不惡寒發熱者，陽明證。本太陽表病，醫反吐之，傷動胃氣，表邪乘虚傳於陽

明也。以關脉細數，知醫吐之所致。病一二日，爲表邪尚寒而未成熱，吐之則表寒傳於胃中，胃中虛寒，故腹中飢而口不能食。病三四日，則表邪已傳成熱，吐之，則表熱乘虛入胃，胃中虛熱，故不喜糜粥，欲食冷食，朝食暮吐也。朝食暮吐者，晨食入胃，胃虛不能克化，即知，至暮胃氣行裏，與邪氣相摶，則胃氣反逆，而以胃氣尚在，故止云小逆。

太陽病吐之，但太陽病當惡塞，今反不惡寒，不欲近衣，此爲吐之内煩也。

太陽表病，醫反吐之，傷於胃氣，邪熱乘虛入胃，胃爲邪熱内煩，故不惡寒，不欲近衣也。

病人脉數，數爲熱，當消穀引食，而反吐者，此以發汗，令陽氣微，膈氣虛，脉乃數也。數爲客熱，不能消穀，以胃中虛冷，故吐也。

陽受氣於胸中，發汗外虛陽氣，是令陽氣微、膈氣虛也。數爲熱本，熱則合消穀，客熱則不能消穀，因發汗外損陽氣，致胃中虛冷，故吐也。

太陽病，過經十餘日，心下温温欲吐，而胸中痛，大便反溏，腹微滿，鬱鬱微煩。先此時，自極吐下者，與調胃承氣湯。若不爾者，不可與。但欲嘔，胸中痛，微溏者，此非柴胡趙本有“湯”字證，以嘔故知極吐下也。

心下温温欲吐，鬱鬱微煩，胸中痛，當責邪熱客於胸中。大便反溏，腹微滿，則邪熱已下於胃也。日數雖多，若不經吐下，止是傳邪，亦未可下，當與柴胡湯，以除上中二焦之邪。若曾吐下，傷損胃氣，胃虚則邪乘虚入胃爲實，非柴胡湯所能去，醫統本有“與”字調胃承氣湯下胃熱。以嘔，知胃氣先曾傷動也。

太陽病六七日，表證仍在，脉微而沉，反不結胸，其人發狂者，以熱在下焦，少腹當鞕滿，小便自利者，下血乃愈。所以然者，以太陽隨經，瘀熱在裏故也。抵當湯主之。

太陽，經也。膀胱，府也。此太陽隨經入府者也。六七日邪氣傳裏之時，脉微而沉，邪氣在裏之脉也。表證仍在者，則邪氣猶淺，當結於胸中；若不結於胸中，其人發狂者，熱結在膀胱也。經曰：熱結膀胱，其人如狂。此發狂則熱又深也。少腹鞕滿，小便不利者，爲無血也；小便自利者，血證諦也，與抵當湯以下蓄血。

抵當湯方：

水蛭三十個，熬。味鹹，苦寒　虻蟲三十個，熬，去翅足。味苦，微寒　桃仁（趙本作“仁”）二十個，去皮尖。味苦甘，平　大黄三兩，酒浸（趙本作“洗”）。味苦寒

苦走血，鹹勝血，虻蟲、水蛭之鹹苦，以除蓄血。甘緩結，苦泄熱，桃仁、大黄之苦，以下結熱。

上四味爲末，趙本無“爲末”二字以水五升，煮取三升，去滓，温服一升，不下再趙本作“更”服。

太陽病，身黄脉沉結，少腹鞕，小便不利者，爲無血也；小便自利，其人如狂者，血證諦也，抵當湯

主之。

身黄脉沉結，少腹鞕，小便不利者，胃熱發黄也，可與茵陳湯。身黄，脉沉結，少腹鞕，小便自利，其人如狂者，非胃中瘀熱，爲熱結下焦而爲蓄血也，與抵當湯以下蓄血。

傷寒有熱，少腹滿，應小便不利；今反利者，爲有血也，當下之，不可餘藥，宜抵當丸。

傷寒有熱，少腹滿，是蓄血於下焦；若熱蓄津液不通，則小便不利，其熱不蓄津液而蓄血不行，小便自利者，乃爲蓄血，當與桃仁承氣湯、抵當湯下之。然此無身黄屎黑，又無喜忘發狂，是未至於甚，故不可餘快峻之藥也，可與抵當丸，小可下之也。

抵當丸方：

水蛭二十個（趙本有“熬”字）。味苦寒　虻蟲二十五個（趙本作“二十個，去翅足，熬”）。味苦，微寒　桃仁（人趙本作“仁”）二十（趙本有“五”字）個，去皮尖　大黄三兩

上四味，杵趙本作“擣”分爲趙本無“爲”字四丸，以水一升，煮一丸，取七合服之，晬時，當下血；若不下者，更服。

太陽病，小便利者，以飲水多，必心下悸。小便少者，必苦裏急也。

飲水多而小便自利者，則水不内蓄，但腹中水多，令心下悸。《金匱要略》曰：食少飲多，水停心下，甚者則悸。飲水多而小便不利，則水蓄於内而不行，必苦裏急也。

釋　音

內諸藥上音納

見風脉上音現

瞑音冥，視不明也

更衣音庚，改也

懊憹上於刀切，下奴刀切，又女江切。心亂也，懊憹痛悔聲

但見下音現

募音墓

諦音帝，審也

悍音汗

啜粥上昌悦切，飲水也

漬疾智切，漚也

悸其季切，心動也

沫音末

窒陟栗切，塞也

擗脾入切

蘊紆問切，積也

飴音怡，餳也

滲色蔭切

水蛭音質

鉛音賢

協熱上音挾

蛔音回，人腹中長蟲也

㕮咀上音父，下才與切。㕮咀嚼也，剉如麻豆（醫統本作"可"）也

眴音縣，目摇也

嘿音墨，静也

蒸（醫統本作"烝"）諸仍切，火氣上行也

虻音盲

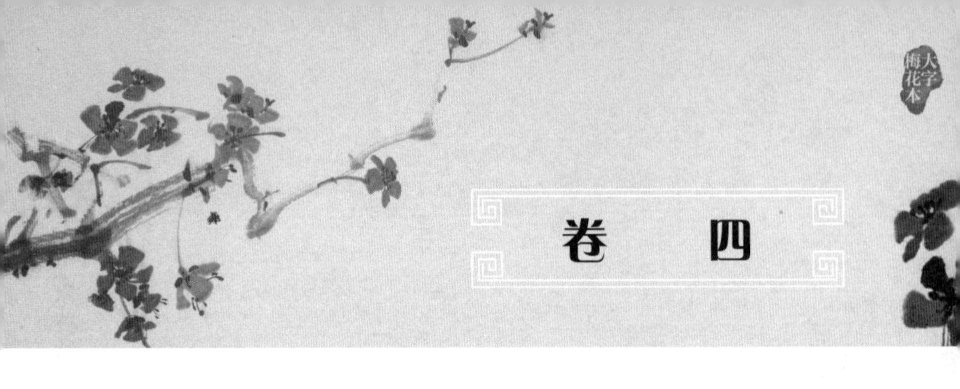

辨太陽病脉證並治法下第七

問曰：病有結胸，有藏結，其狀何如？答曰：按之痛，寸脉浮，關脉沉，名曰結胸也。何謂藏結？答曰：如結胸狀，飲食如故，時時下利，寸脉浮，關脉小細沉緊，名曰藏結。舌上白胎滑者，難治。

結胸者，邪結在胸；藏結者，邪結在藏。二者皆下後，邪氣乘虚入裏所致。下後邪氣入裏，與陽相結者爲結胸，以陽受氣於胸中故爾；與陰相結者，爲藏結，以陰受之，則入五藏故爾。氣與宜通而塞，故痛。邪結陽分，則陰氣不得上通；邪結陰分，則陽氣不得下通。是二者，皆心下鞕痛。寸脉浮，關脉沉，知邪結在陽也；寸脉浮，關脉小細沉緊，知邪結在陰也。陰結而陽不結，雖心下結痛，飲食亦自如，故陰氣乘腸虚而下，故時時自下利。陰得陽則解，藏結得熱證多，則易治。舌上白胎滑者，邪氣結胸中亦寒，故云難治。

藏結無陽證，不往來寒熱，趙本注：“一云，寒而不熱”其人反静，舌上胎滑者，不可攻也。

藏結於法當下，無陽證，爲表無熱；不往來寒熱，爲半表半裏無熱；其人反静，爲裏無熱。經曰：舌上如胎者，以丹田有熱，胸中有寒，醫統本有“邪氣”二字以表裏皆寒，故不可攻。

病發於陽而反下之，熱入，因作結胸；病發於陰而反下之，趙本注：“一作汗出”因作痞。趙本有“也”字所以成結胸者，以下之太早故也。

發熱惡寒者，發於陽也，而反下之，則表中陽邪入裏，結於胸中爲結胸；無熱惡寒者，發於陰也，而反下之，醫統本有“則”字表中之陰入裏，結於心下爲痞。

結胸者，項亦强，如柔痓狀。下之則和，宜大陷胸丸方。

結胸病項强者，爲邪結胸中，胸膈結滿，心下緊實，但能仰而不能俛，是項强，亦如柔痓之狀也。與大陷胸丸，下結泄滿。

大陷胸丸方：

大黄半斤。味苦寒　葶藶（趙本有“子”字）半升，熬。味苦寒　芒硝半升。味鹹寒　杏仁（趙本作“仁”）半升，去皮尖，熬黑。味苦，甘温

大黄、芒硝之苦鹹，所以下熱；葶藶、杏仁之苦甘，所以泄滿；甘遂取其直達，白蜜取其潤利，皆以下泄滿實物也。

上四味，擣篩二味，内杏仁、趙本作“仁”芒硝，合研如脂，和散，取如彈丸一枚；别擣甘遂末一錢匕，白蜜二合，水二升，煮取一升，温頓服之，一宿乃下，如不下更服，取下爲效，禁如藥法。

結胸證，其脉浮大者，不可下，下之則死。

結胸爲邪結胸中，屬上焦之分，得寸脉浮、關脉沉者，爲在裏，則可下。若脉浮大，心下雖結，是在表者猶多，未全結也，下之重虚，邪氣復結，則難可制，故云：下之則死。

結胸證悉具，煩躁者，亦死。

結胸證悉具，邪結已深也。煩躁者，正氣散亂也。邪氣勝正，病者必死。

太陽病，脉浮而動數，浮則爲風，數則爲熱，動則爲痛，數則爲虚，頭痛發熱，微盗汗出而反惡寒者，表未解也。醫反下之，動數變遲，膈内拒痛，趙本注：“一云：頭痛即眩”胃中空虚，客氣動膈，短氣躁煩，心中懊憹，陽氣内陷，心下因鞕，則爲結胸，大陷胸湯主之。若不結胸，但頭汗出，餘處無汗，劑頸而還，小便不利，身必發黄也。趙本無“也”字。

動數皆陽脉也，當責邪在表。睡而汗出者，謂之盗汗。爲邪氣在半表半裏，則不惡寒，此頭痛發熱，微盗汗出反惡寒者，表未解也，當發其汗。醫反下之，虚其胃氣，表邪乘虚則陷。邪在表則見陽脉，邪在裏則見陰脉。邪氣内陷，動數之脉所以變遲，而浮脉獨不變者，以邪結胸中，上焦陽結，脉不得而沉也。客氣者，外邪乘胃中空虚入裏，結於胸膈，膈中拒痛者，客氣動膈也。《金匱要略》曰：短氣不足以息者，實也。短氣躁醫統本作“躁”煩，心中懊憹，皆邪熱爲實。陽氣内陷，氣不得通於膈，壅於心下，爲鞕滿而痛，成結胸也。與大陷胸湯，以下結熱。若胃中空虛，陽氣内陷，不結於胸膈，下入於胃中者，遍身汗出，則爲熱越，不能發黄；若但頭汗出，身無汗，劑頸而還，小便不利者，熱不得越，必發黄也。

大陷胸湯方：

大黄六兩，去皮。苦寒　芒硝一升。鹹寒　甘遂一錢（趙本、醫統本並有“匕”字）。苦寒

大黄謂之將軍，以苦盪滌；芒硝一名硝石，以其鹹能軟鞕，夫間有甘遂以通水也。甘遂若夫間之，遂其氣，可以直達透結，陷胸三物爲允。

上三味，以水六升，先煮大黄，取二升，去滓，内芒硝，煮一兩沸，内甘遂末，温服一升，得快利，止後服。

傷寒六七日，結胸熱實，脉沉而緊，心下痛，按之石鞕者，大陷胸湯主之。

病在表而下之，熱入因作結胸。此不云下後，而云傷寒六七日，則是傳裏之實熱也。沉爲在裏，緊爲裏實，以心下痛，按之實鞕，是以爲結胸，與大陷胸湯，以下結熱。

傷寒十餘日，熱結在裏，復往來寒熱者，與大柴胡湯。趙本有“大柴胡湯方”，詳見本書卷三但結胸無大熱者，此爲水結在胸脅也，但頭微汗出者，大陷胸湯主之。

傷寒十餘日，熱結在裏，是可下之證，復往來寒熱，爲正邪分争，未全斂結，與大柴胡湯下之。但結胸無大熱者，非熱結也，是水飲結於胸脅，謂之水結胸。周身汗出者，是水飲外散，則愈；若但頭微汗出，餘處無汗，是水飲不得外泄，停蓄而不行也，與大陷胸湯以逐其水。

太陽病，重發汗，而復下之，不大便五六日，舌上燥而渴，日晡所小有潮熱，趙本注："一云：日晡所發心胸大煩"從心下至少腹，鞕滿而痛，不可近者，大陷胸湯主之。

重發汗而復下之，則内外重亡津液，而邪熱内結，致不大便五六日，舌上燥而渴也。日晡潮熱者屬胃，此日晡小有潮熱，非但在胃。從心下至少腹，鞕滿而痛不可近者，是一腹之中，上下邪氣俱甚也，與大陷胸湯以下其邪。

小結胸病，正在心下，按之則痛，脉浮滑者，小陷胸湯主之。

心下鞕痛，手不可近者，結胸也。正在心下，按之則痛，是熱氣猶淺，謂之小結胸。結胸脉沉緊，或寸浮關沉，今脉浮滑，知熱未深結，與小陷胸湯，以除胸膈上結熱也。

小陷胸湯方：

黄連一兩。苦寒　半夏半升，洗。辛温　栝蔞實大者一個（趙本作"枚"）。味苦寒

苦以泄之，辛以散之；黄連栝蔞實醫統本有"之"字苦寒以泄熱，半夏之辛以散結。

上三味，以水六升，先煮栝蔞取三升，去滓，内諸

藥，煮取二升，去滓，分温三服。

太陽病二三日，不能卧，但欲起，心下必結，脉微弱者，此本有寒分也。反下之，若利止，必作結胸；未止者，四日復下之，此作協熱利也。

太陽病，二三日，邪在表也。不能卧、但欲起、心下必結者，以心下結滿，卧則氣壅而愈甚，故不能卧而但欲起也。心下結滿，有水分，有寒分，有氣分，今脉微弱，知本有寒分。醫見心下結，而反下之，則太陽表邪乘虚入裏，利止則邪氣留結爲結胸，利不止，至次日復如前下利不止者，是邪熱下攻腸胃，爲夾熱利也。

太陽病下之，其脉促，趙本注："一作縱"不結胸者，此爲欲解也。脉浮者，必結胸也；趙本無"也"字脉緊者，必咽痛；脉弦者，必兩脅拘急；脉細數者，頭痛未止；脉沉緊者，必欲嘔；脉沉滑者，協熱利；脉浮滑者，必下血。

此太陽病下之後，邪氣傳變。其脉促者，爲陽盛，下後脉促，爲陽勝陰也，故不作結胸，爲欲解；下後脉浮，爲上焦陽邪結，而爲結胸也，經曰：結胸者，寸脉浮，關脉沉。下後脉緊，則太陽之邪，傳於少陰，經曰：脉緊者屬少陰。《内經》曰：邪客於少陰之絡，令人咽醫統本作"嗌"痛，不可内食，所以脉緊者，必咽痛。脉弦則太陽之邪傳於少陽，經曰：尺寸俱弦者，少陽受病也。其脉循脅，絡於耳，所以脉弦者，必兩脅拘急。下後邪氣傳裏，則頭痛未止，脉細數爲邪未傳裏而傷氣也，細爲氣少，數爲在表，故頭痛未

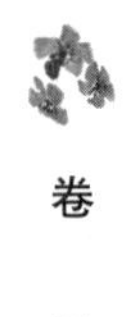

止。脉沉緊，則太陽之邪傳於陽明，爲裏實也，沉爲在裏，緊爲裏實，陽明裏實，故必欲嘔。脉滑則太陽之邪傳於腸胃，以滑爲陰氣有餘，知邪氣入裏，干於下焦也，沉爲血勝氣虚，是爲協熱利、浮爲氣勝血虚，是知必下血。經曰：不宜下而便攻之，諸變不可勝數，此之謂也。

病在陽，應以汗解之，反以冷水潠之，若灌之，其熱被却趙本、醫統本並作"劫"不得去，彌更益煩，肉上粟起，意欲飲水，反不渴者，服文蛤散。若不差者，與五苓散。寒實結胸，無熱證者，與三物小陷胸湯，白散亦可服。

病在陽，爲邪在表也，法當汗出而解，反以冷水潠之，灌洗，熱被寒水，外不得出，則反攻其裏。彌更益煩，肉上粟起者，水寒之氣客於皮膚也；意欲飲水者，裏有熱也；反不渴者，寒在表也。與文蛤散以散表中水寒之氣。若不差，是水熱相搏，欲傳於裏，與五苓散發汗以和之。始熱在表，因水寒制之，不得外泄，内攻於裏，結於胸膈，心下鞕痛，本是醫統本作"以"水寒伏熱爲實，故謂之寒實結胸。無熱證者，外無熱，而熱悉收斂於裏也，與小陷胸湯以下逐之。白散下熱，故亦可攻。

文蛤散方：

文蛤五兩。味鹹寒

鹹走腎邪，醫統本作"則"可以勝水氣。

上一味，爲散，以沸湯和一錢趙本作"方寸"匕服，湯用五合。趙本有"五苓散方"，詳見本書卷三。

白散方：

桔梗三分。味辛苦，微温　巴（趙本作“巴”）豆一分，去皮心，熬黑，研如脂。平（醫統本作“辛”）温　貝母三分。味辛苦平

辛散而苦泄。桔梗、貝母之苦辛，用以下氣；巴豆之辛，用以散實。

上件趙本無“件”字三味爲末，趙本醫統本並作“散”内巴趙本作“巴”豆，更於臼中杵之，以白飲和服。强人半錢，趙本、醫統本並有“匕”字羸者減之。病在膈上必吐，在膈下必利，不利進熱粥一杯，利過不止，進冷粥一杯。身熱，皮粟不解，欲引衣自覆者，趙本無“者”字若水以趙本作“以水”潠之、洗之，益令熱却趙本作“劫”不得出，當汗而不汗，則煩。假令汗出已，腹中痛，與芍藥三兩如上法。

太陽與少陽並病，頭項强痛，或眩冒，時如結胸，心下痞鞕者，當刺大椎第一間，肺俞、肝俞，慎不可發汗，發汗則譫語。脉弦，五六趙本無“六”字日，譫語不止，當刺期門。

太陽之脉，絡頭下項。頭項强痛者，太陽表病也。少陽之脉，循胸絡脅，如結胸心下痞鞕者，少陽裏病也。太陽少陽相並爲病，不純在表，故頭項不但强痛而或眩冒，亦未全入裏，故時如結胸，心下痞鞕，此邪在半表半裏之間也。刺大椎第一間，肺俞，以瀉太陽之邪；刺肝俞，以瀉少陽之邪。邪在表，則可發汗；邪在半表半裏，則不可發汗。發汗則亡津液，損動胃氣。少陽之邪，因干於胃，土

爲木刑，必發讝語。脉弦，至五六日傳經盡，邪熱去而讝語當止；若復不止，爲少陽邪熱甚也，刺期門，以瀉肝膽之氣。

婦人中風，發熱惡寒，經水適來，得之七八日，熱除而脉遲身凉，胸脅下滿，如結胸狀，讝語者，此爲熱入血室也，當刺期門，隨其實而瀉趙本作“取”之。

中風，發熱惡寒，表病也。若經水不來，表邪傳裏，則入府而不入血室也；因經水適來，血室空虚，至七八日邪氣傳裏之時，更不入府，乘虚而入於血室。熱除脉遲身凉者，邪氣内陷而表證罷也。胸脅下滿，如結胸狀，讝語者，熱入血室而裏實。期門者，肝之募，肝主血，刺期門者，瀉血室之熱。審看何經氣實，更隨其實而瀉之。

婦人中風，七八日，續得寒熱，發作有時，經水適斷者，此爲熱入血室，其血必結，故使如瘧狀，發作有時，小柴胡湯主之。趙本有“小柴胡湯方”，詳見本書卷三。

中風七八日，邪氣傳裏之時，本無寒熱，而續得寒熱，經水適斷者，此爲表邪。乘血室虚，入於血室，與血相搏而血結不行，經水所以斷也。血氣與邪分争，致寒熱如瘧而發作有時，與小柴胡湯，以解傳經之邪。

婦人傷寒發熱，經水適來，晝日明了，暮則讝語，如見鬼狀者，此爲熱入血室。無犯胃氣及上二焦，必自愈。

傷寒發熱者，寒已成熱也。經水適來，則血室虚空，醫統本作“空虚”邪熱乘虚入於血室。若晝日讝語，爲邪客於府，與陽争也；此晝日明了，暮則讝語，如見鬼狀，是邪不入府，入於血室，與陰争也。陽盛讝語，則宜下；此熱入血室，不可與下藥，犯其胃氣。熱入血室，血結實醫統本作“寒”熱者，與小柴胡湯，散邪發汗；此雖熱入血室，而不留結，不可與發汗藥，犯其上焦。熱入血室，胸脅滿如結胸狀者，可刺期門；此雖熱入血室而無滿結，不可刺期門，犯其中焦。必自愈者，以經行則熱隨血去，血下也已，則邪熱悉除而愈矣。所爲發汗爲犯上焦者，發汗則動衛氣，衛氣出上焦故也。刺期門爲犯中焦者，刺期門則動榮氣，榮氣出中焦故也。《脉經》曰：無犯胃氣及上二焦，必自愈，豈謂藥不謂針耶。

傷寒六七日，發熱微惡寒，肢節煩疼，微嘔，心下支結，外證未去者，柴胡加趙本無“加”字桂枝湯主之。趙本有“柴胡桂枝湯方”，詳見本書卷十。

傷寒六七日，邪當傳裏之時。支，散也。嘔而心下結者，裏證也，法當攻裏。發熱微惡寒，肢節煩疼，爲外證未去，不可攻裏，與柴胡桂枝湯以和解之。

傷寒五六日，已發汗而復下之，胸脅滿，微結，小便不利，渴而不嘔，但頭汗出，往來寒熱心煩者，此爲未解也，柴胡桂枝乾薑湯主之。

傷寒五六日，已經汗下之後，則邪當解。今胸脅滿，微結，小便不利，渴而不嘔，但頭汗出，往來寒熱心煩者，即邪氣猶在半表半裏之間，爲未解也。胸脅滿，微結，寒熱心煩者，邪在半表半裏之間也。小便不利而渴者，汗下後,亡津液内燥也。若熱消津液,令小便不利而渴者,其人必嘔,今渴而不嘔,知非裏熱也。傷寒汗出則和,今但頭汗出而餘處無汗者,津液不足而陽虚於上也。與柴胡桂枝乾薑湯,以解表裏之邪,復津液而助陽也。

柴胡桂枝乾薑湯方:

柴胡半斤。苦平　桂枝三兩,去皮。味辛熱　乾薑三(醫統本作"二")兩。味辛熱　栝蔞根四兩。味苦寒　黄芩三兩。苦味寒　牡蠣三(趙本、醫統本並作二)兩,熬。味鹹寒　甘草二兩,炙。味甘平

《内經》曰:熱淫於内,以苦發之。柴胡、黄芩之苦,以解傳裏之邪;辛甘發散爲陽,桂枝、甘草之辛甘,以散在表之邪;鹹以軟之,牡蠣之鹹,以消胸脅之滿;辛以潤之,乾薑之辛,以固陽虚之汗;津液不足而爲渴,苦以堅之,栝蔞之苦,以生津液。

上七味,以水一斗二升,煮取六升,去滓,再煎,取三升,温服一升,日三服。初服微煩,復服汗出,便愈。

傷寒五六日,頭汗出,微惡寒,手足冷,心下滿,口不欲食,大便鞕,脉細者,此爲陽微結,必有表復有裏也。脉沉,亦在裏也。汗出爲陽微,假令純陰結,不得復有外證,悉入在裏,此爲半在裏半在外也。脉雖沉緊,不得爲少陰病,所以然者,陰不得有汗,今頭汗出,故知非少陰也,可與小柴胡湯。設不了了者,得屎而解。

傷寒五六日，邪當傳裏之時，頭汗出，微惡寒者，表仍未解也。手足冷，心下滿，口不欲食，大便鞕，脉細者，邪結於裏也。大便鞕爲陽結，此邪熱雖傳於裏，然以外帶表邪，則熱結猶淺，故曰陽微結。脉沉雖爲在裏，若純陰結，則更無頭汗惡寒之表證。諸陰脉皆至頸胸中而還，不上循頭，今頭汗出，知非少陰也。與小柴胡湯，以除半表半裏之邪。服湯已，外證罷，而不了了者，爲裏熱未除，與湯取其微利，則愈，故云得屎而解。

傷寒五六日，嘔而發熱者，柴胡湯證具，而以他藥下之，柴胡證乃在者，復與柴胡湯。此雖已下之，不爲逆，必蒸蒸而振，却發熱汗出而解。若心下滿，而鞕痛者，此爲結胸也，大陷胸湯主之；但滿而不痛者，此爲痞，柴胡不中與之，宜半夏瀉心湯。

傷寒五六日，邪在半表半裏之時；嘔而發熱，邪在半表半裏之證，是爲柴胡證具。以他藥下之，柴胡證不罷者，不爲逆，却與柴胡湯則愈。若下後，邪氣傳裏者，邪在半表半裏，則陰陽俱有邪。至於下後，邪氣傳裏，亦有陰陽之異，若下後，陽邪傳裏者，則結於胸中爲結胸，以胸中爲陽受氣之分，與大陷胸湯以下其結；陰邪傳裏者，則留於心下爲痞，以心下爲陰受氣之分，與半夏瀉心湯以通其痞。經曰；病發於陽而反下之，熱入因作結胸；病發於陰而反下之，因作痞。此之謂也。

半夏瀉心湯方：

半夏半升(趙本注:“一方用半夏一升”),洗。味辛平　黄

芩味苦寒　乾薑味辛熱　人參已上各三兩。味甘温　黄連一兩。味苦寒　大棗十二枚,擘。味温甘(醫統本作“甘温”)　甘草三兩,炙。味甘平

辛入肺而散氣,半夏之辛,以散結氣;苦入心而泄熱,黄芩、黄連之苦,以瀉醫統本作“泄”痞熱;脾欲緩,急食甘以緩之,人參、甘草、大棗之甘,以緩之。

上七味,以水一斗,煮取六升,去滓,再煮,趙本作“煎”取三升,温服一升,日三服。

太陽少陽並病,而反下之,成結胸,心下鞕,下利不止,水漿不下,其人心煩。

太陽少陽並病,爲邪氣在半表半裏也,而反下之,二經之邪乘虚而入,太陽表邪入裏,結於胸中爲結胸,心下鞕;少陽裏邪,乘虚下於腸胃,遂利不止。若邪結陰分,則飲食如故,而爲藏結;此爲陽邪内結,故水漿不下而心煩。

脉浮而緊,而復下之,緊反入裏,則作痞。按之自濡,但氣痞耳。

浮而緊,浮爲傷陽,緊爲傷陰,當發其汗,而反下之。若浮入裏,爲陽邪入裏,則作結胸;浮不入裏,而緊入裏者,醫統本有“爲”字陰邪入裏,則作痞。

太陽中風,下利,嘔逆,表解者,乃可攻之。其人漐漐汗出,發作有時,頭痛,心下痞,鞕滿,引脅下痛,乾嘔,短氣,汗出,不惡寒者,此表解裏未和也,十棗湯主之。

下利,嘔逆,裏受邪也。邪在裏者,可下,亦須待表解

者，乃可攻之。其人漐漐汗出，發作有時，不惡寒者，表已解也；頭痛，心下痞，鞕滿，引脅下痛，乾嘔，短氣者，邪熱内蓄而有伏飲，是裏未和也，與十棗湯，下熱逐飲。

十棗湯方：

芫花熬。味辛苦（醫統本作“温”） 甘遂味苦寒 大戟味苦寒 大棗十枚，擘。味甘温（趙本無“大棗一藥”）

辛以散之，芫花之辛，以散飲；苦以泄之，甘遂、大戟之苦，以泄水。水者，腎所主也；甘者，脾之味也。大棗之甘者，益土而勝水。

上上趙本無“上”字三味等分，各别擣爲散。以水一升半，先煮大棗肥者十枚，取八合，去滓，内藥末。强人服一錢匕，羸人服半錢，温服之，平旦服。若下少病不除者，明日更服，加半錢，得快下利後，糜粥自養。

太陽病，醫發汗，遂發熱惡寒，因復下之，心下痞，表裏俱虚，陰陽氣並竭，無陽則陰獨，復加燒針，因胸煩，面色青黄，膚瞤者，難治；今色微黄，手足温者，易愈。

太陽病，因發汗，遂發熱惡寒者，外虚陽氣，邪復不除也，因復下之，又虚其裏，表中虚，邪内陷，傳於心下爲痞。發汗表虚爲竭陽，下之裏虚爲竭陰；表證罷爲無陽，裏有痞爲陰獨。又加燒針，虚不勝火，火氣内攻，致胸煩也。傷寒之病，以陽爲主，其人面色青，膚肉瞤動者，陽氣大虚，故云難治；若面色微黄，手足温者，即陽氣得復，故云易愈。

心下痞，按之濡，其脉關上浮者，大黄黄連瀉心湯主之。

心下鞕，按之痛，關脉沉者，實熱也。心下痞，按之濡；其脉關上浮者，虚熱也，大黄黄連湯，以導其虚熱。

大黄黄連瀉心湯方：

大黄二兩。味苦寒　黄連一兩。味苦寒

《内經》曰：火熱受邪，心病生焉。苦入心，寒除熱。大黄、黄連之苦寒，以導瀉心下之虚熱。但以麻沸湯漬服者，取其氣薄而泄虚熱。

上二味，以麻沸湯二升漬之，須臾絞去滓，分温再服。

心下痞而復惡寒，汗出者，附子瀉心湯主之。趙本有"附子瀉心湯方"，詳見卷十。

心下痞者，虚熱内伏也；惡寒汗出者，陽氣外虚也。與瀉心湯攻痞，加附子以固陽。

本以下之，故心下痞，與瀉心湯；痞不解，其人渴而口燥煩，小便不利者，五苓散主之。趙本有"一方云：忍之，一日乃愈"九字。

本因下後成痞，當與瀉心湯除之；若服之痞不解，其人渴而口燥煩，小便不利者，爲水飲内蓄，津液不行，非熱痞也，與五苓散，發汗散水則愈。一方：忍之，一日乃愈者，不飲水醫統本無"水"字者，外水不入，所停之水得行，而痞亦愈也。醫統本有"矣"字。

傷寒汗出，解之後，胃中不和，心下痞鞕，乾噫，食臭，脅下有水氣，腹中雷鳴下利者，生薑瀉心湯主之。趙本有"生薑瀉心湯方"，詳見卷十。

胃爲津液之主，陽氣之根。大汗出後，外亡津液，胃中空虛，客氣上逆，心下痞鞕。《金匱要略》曰：中焦氣未和，不能消穀，故令噫。乾噫、食臭者，胃虛而不殺穀也。脅下有水氣，腹中雷鳴，土弱不能勝水也。與瀉心湯以攻痞，加生薑以益胃。

傷寒中風，醫反下之，其人下利，日數十行，穀不化，腹中雷鳴，心下痞鞕而滿，乾嘔，心煩不得安。醫見心下痞，謂病不盡，復下之，其痞益甚，此非結熱，但以胃中虛，客氣上逆，故使鞕也，甘草瀉心湯主之。趙本有"甘草瀉心湯方"，詳見卷十。

傷寒中風，是傷寒或中風也。邪氣在表，醫反下之，虛其腸胃而氣内陷也。下利日數十行，穀不化，腹中雷鳴者，下後裏虛胃弱也。心下痞鞕，乾嘔心煩，不得安者，胃中空虛，客氣上逆也。與瀉心湯以攻表，加甘草以補虛。前以汗後胃虛，是外傷陽氣，故加生薑；此以下後胃虛，是内損陰氣，故加甘草。

傷寒服湯藥，下利不止，心下痞鞕。服瀉心湯已，復以他藥下之，利不止，醫以理中與之，利益甚。理中者，理中焦，此利在下焦，赤石脂禹餘糧湯主之。復利趙本無"利"字不止者，當利其小便。

傷寒服湯藥下後，利不止，而心下痞鞕者，氣虛而客

氣上逆也，與瀉心湯攻之則痞已，醫復以他藥下之，又虛其裏，致利不止也。理中丸，脾胃虛寒下利者，服之愈。此以下焦虛，故與之，其利益甚。《聖濟經》曰：滑則氣脱，欲其收也。如開腸洞泄、便溺遺失，澀劑所以收之。此利由下焦不約，與赤石脂禹餘糧湯以澀固泄。下焦主分清濁，下利者，水穀不分也。若服澀劑，而利不止，當利小便，以分其氣。

赤石脂禹餘糧湯方：

赤石脂一斤，碎。味甘温　禹趙本禹上有“太一”二字餘糧一斤，碎。味甘平

《本草》云：澀可去脱，石脂之澀以收斂之；重可去怯，餘糧之重以鎮固。

已上趙本作“右”二味，以水六升，煮取二升，去滓，趙本有“分温”二字三服。

傷寒吐下後發汗，虛煩，脉甚微。八九日，心下痞鞕，脅下痛，氣上衝咽喉，眩冒。經脉動惕者，久而成痿。

傷寒吐下後發汗，則表裏之氣俱虛，虛煩，脉甚微，爲正氣内虛，邪氣獨在。至七八日，正氣當復，邪氣當罷，而心下痞，脅下痛，氣上衝咽喉，眩冒者，正氣内虛而不復，邪氣留結而不去。經脉動惕者，經絡之氣虛極，久則熱氣還經，必成痿弱。

傷寒發汗，若吐若下，解後，心下痞鞕，噫氣不除者，旋覆代赭石趙本無“石”字湯主之。

大邪雖解，以曾發汗吐下，胃氣弱而未和，虛氣上逆，故心下痞鞕，噫氣不除，與旋覆代赭石湯降虛氣而和胃。

旋覆代赭石趙本無“石”字**湯方：**

旋覆花三兩。味鹹温　人參二兩。味甘温　生薑五兩，切。味辛温　半夏半升，洗。味辛温　代赭石（趙本無“石”字）一兩。味苦寒　大棗十二枚，擘。甘温　甘草三兩，炙。味甘平

鞕則氣堅，鹹味可以軟之，旋覆之鹹，以軟痞鞕。虛醫統本作“怯”則氣浮，重劑可以鎮之，代赭石之重，以鎮虛逆。辛者散也，生薑、半夏之辛，以散虛痞。甘者緩也，人參、甘草、大棗之甘，以補胃弱。

上件趙本無“件”字七味，以水一斗，煮取六升，去滓，再煎，取三升，温服一升，日三服。

下後，不可更行桂枝湯。若汗出而喘，無大熱者，可與麻黄杏子甘草石膏湯。趙本有“麻黄杏子甘草石膏湯方”，詳見卷三。

前第三卷二十六證云：發汗後，不可更行桂枝湯。汗出而喘，無大熱者，爲與此證治法同。汗下雖殊，既不當損正氣則一，邪氣所傳既同，遂用一法治之。經所謂若發汗、若下、若吐後醫統本有“者”字是矣。

太陽病，外證未除而數下之，遂協熱而利。利下不止，心下痞鞕，表裏不解者，桂枝人參湯主之。

外證未除而數下之，爲重虛其裏，邪熱乘虛而入，裏虛協熱，遂利不止而心下痞。若表解而下利，心下痞者，可與瀉心湯，若不下利，表不解而心下痞者，可先解表而

後攻痞。以表裏不解,故與桂枝人參湯和裏解表。

桂枝人參湯方:

桂枝四兩(趙本有"别切"二字),去皮。味辛熱　甘草四兩,炙。味甘平　白术三兩。味甘平　人參三兩。味甘温　乾薑三兩。味辛熱

表未解者,辛以散之;裏不足者,甘以緩之。此以裏氣大虚,表裏不解,故加桂枝、甘草於理中湯也。

上五味,以水九升,先煮四味,取五升,内桂更煮,取三升,趙本有"去滓"二字温服一升,日再、夜一服。

傷寒大下後,復發汗,心下痞,惡寒者,表未解也,不可攻痞,當先解表,表解乃可攻痞。解表宜桂枝湯,攻痞宜大黄黄連瀉心湯。

大下後,復發汗,則表裏之邪當悉已。此心下痞而惡寒者,表裏之邪俱不解也。因表不解而下之,爲心下痞,先與桂枝湯解表,表解,乃與大黄黄連瀉心湯攻痞。《内經》曰:從外之内而盛於内者,先治其外,而後調其内。

傷寒,發熱,汗出不解,心下痞鞕,嘔吐而下利者,大柴胡湯主之。

傷寒發熱,寒已成熱也。汗出不解,表和而裏病也。吐利,心腹濡軟爲裏虚;嘔吐而下利,心下痞鞕者,是裏實也,與大柴胡湯以下裏熱。

病如桂枝證,頭不痛,項不强,寸脉微浮,胸中痞鞕,氣上衝咽喉,趙本作"喉咽"不得息者,此爲胸有寒也,當吐之,宜瓜蒂散。

病如桂枝證，爲發熱、汗出、惡風，言邪在表也。頭痛、項强，爲桂枝湯證具。若頭不痛，項不强，則邪不在表而傳裏也。浮爲在表，沉爲在裏。今寸脉微浮，則邪不在表，亦不在裏，而在胸中也。胸中與表相應，故知邪在胸中者，猶如桂枝證而寸脉微浮也。以胸中痞鞕，醫統本有"氣"字上衝咽喉不得息，知寒邪客於胸中而不在表也。《千金》曰：氣浮上部，填塞心胸，醫統本作"胸心"胸中滿者，吐之則愈。與瓜蒂散，以吐胸中之邪。

瓜蒂散方：

瓜蒂一分，熬黄。味苦寒　赤小豆一分。味酸温

其高者越之，越以瓜蒂、豆醫統本作"香"豉之苦；在上者涌之，以赤小豆之酸。《内經》曰：酸苦涌泄爲陰。

上二味，各别擣篩，爲散已，合治之，取一錢匕。以香豉一合，用熱湯七合，煮作稀糜，去滓，取汁和散，温頓服之。不吐者，少少加，得快吐乃止。諸亡血虚家，不可與瓜蒂散。

病脅下素有痞，連在臍傍，痛引少腹，入陰筋者，此名藏結。死。

素有宿昔之積，結於脅下爲痞。今因傷寒邪氣入裏，與宿積相助，醫統本作"合"使藏之真醫統本作"真之"氣，結而不通，致連在臍傍，痛引少腹，入陰筋而死。

傷寒病，趙本無"病"字若吐、若下後，七八日不解，熱結在裏，表裏俱熱，時時惡風，大渴，舌上乾燥而煩，欲飲水數升者，白虎加人參湯主之。趙本有"白虎加

人參湯方",詳見卷十。

若吐若下後,七八日則當解,復不解,而熱結在裏。表熱者,身熱也;裏熱者,内熱也。本因吐下後,邪氣乘虚内陷爲結熱,若無表熱而純爲裏熱,則邪熱結而爲實;此以表熱未罷,時時惡風。若邪氣純在表,則惡風無時;若邪氣純在裏,則更不惡風。以時時惡風,知表裏俱有熱也。邪熱結而爲實者,則無大渴;邪熱散漫則渴。今雖熱結在裏,表裏俱熱,未爲結實,邪氣散漫,熏蒸焦膈,故大渴,舌上乾燥而煩,欲飲水數升。與白虎加人參湯,散熱生津。

傷寒無大熱,口燥渴,心煩,背微惡寒者,白虎加人參湯主之。

無大熱者,爲身無大熱也。口燥渴心煩者,當作陽明病;然以背微惡寒,爲表未全罷,所以屬太陽也。背爲陽,背惡寒口中和者,少陰病也,當與附子湯;今口燥而渴,背雖惡寒,此裏也,則惡寒亦不至甚,故云微惡寒。與白虎湯和表散熱,加人參止渴生津。

傷寒脉浮,發熱無汗,其表不解者,趙本無"者"字不可與白虎湯。渴欲飲水,無表證者,白虎加人參湯主之。

傷寒脉浮,發熱無汗,其表不解,不渴者,宜麻黄湯;渴者宜五苓散,非白虎所宜。大渴欲水,無表證者,乃可與白虎加人參湯,以散裏熱。臨病之工,大宜精别。

太陽少陽並病,心下鞕,頸項强而眩者,當刺大椎、肺俞、肝俞，慎勿下之。

心下痞鞕而眩者，少陽也；頸項强者，太陽也。刺大椎、肺俞，以瀉太陽之邪，以太陽脉下項俠脊故爾；肝俞以瀉少陽之邪，以膽爲肝之府故爾。太陽爲在表，少陽爲在裏，即是半表半裏證。前第五醫統本作“八”證云：不可發汗，發汗則讝語。是發汗攻太陽之邪，少陽之邪益甚干胃，必發讝語。此云慎勿下之，攻少陽之邪，太陽之邪乘虚入裏，必作結胸。經曰：太陽少陽並病，而反下之，成結胸。

太陽與少陽合病，自下利者，與黄芩湯；若嘔者，黄芩加半夏生薑湯主之。

太陽陽明合病，自下利爲在表，當與葛根湯發汗。陽明少陽合病，自下利，爲在裏，可與承氣湯下之。此太陽少陽合病，自下利，爲在半表半裏，非汗下所宜，故與黄芩湯以和解半表半裏之邪。嘔者，胃氣逆也，故加半夏、生薑，以散逆氣。

黄芩湯方：

黄芩三兩。味苦寒　甘草二兩，炙。味甘平　芍藥二兩。味酸平　大棗十二枚，擘。味甘温

虚而不實者，苦以堅之，酸以收之，黄芩、芍藥之苦酸，以堅斂腸胃之氣。弱而不足者，甘以補之，甘草、大棗之甘，以補固腸胃之弱。

上四味，以水一斗，煮取三升，去滓，温服一升，日再夜一服。若嘔者，加半夏半升，生薑三兩。趙本無

"若嘔者生薑三兩"十二字,有"黄芩加半夏生薑湯方",詳見卷十。

傷寒胸中有熱,胃中有邪氣,腹中痛,欲嘔吐者,黄連湯主之。

濕家下後,舌上如胎者,以丹田有熱,胸中醫統本作"上"有寒,是邪氣入裏,而爲下熱上寒也;此傷寒邪氣傳裏,而爲下寒上熱也。胃中有邪氣,使陰陽不交,陰不得升,而獨治於下,爲下寒腹中痛;陽不得降而獨治於上,爲胸中熱,欲嘔吐。與黄連湯,升降陰陽之氣。

黄連湯方:

黄連味苦寒　甘草炙。味甘平　乾薑味辛熱　桂枝去皮,各三兩。味辛熱　人參二兩。味甘温　半夏半升,洗。味辛(醫統本作甘)温　大棗十二枚,擘。味甘温

上熱者,泄之以苦,黄連之苦以降陽;下寒者,散之以辛,桂、薑、半夏之辛以升陰;脾欲緩,急食甘以緩之,人參、甘草、大棗之甘以益胃。

上七味,以水一斗,煮取六升,去滓,温服一升,日三服,夜二服。

傷寒八九日,風濕相摶,身體疼煩,不能自轉側,不嘔不渴,脉浮虚而濇者,桂枝附子湯主之。

傷寒與中風家,至七八日再經之時,則邪氣多在裏,身必不苦疼痛,今日數多,復身體疼煩,不能自轉側者,風濕相摶也。煩者風也;身疼不能自轉側者濕也。經曰:風則浮虚。《脉經》曰:脉來澀者,爲病寒濕也。不嘔不渴,裏無邪也;脉得浮虚而澀,身有疼煩,知風濕但在經也,與

桂枝附子湯，以散表中風濕。

若其人大便鞕，趙本注："一云：臍下心下鞕"小便自利者，去桂枝趙本無"枝"字加白术湯主之。

桂，發汗走津液。此小便利，大便鞕爲津液不足，去桂加术。

桂枝附子湯方：

桂枝四兩，去皮。味辛熱　附子三枚，炮，去皮，破八片（趙本無"八片"二字）。辛熱　生薑三兩，切。味辛温　甘草二兩，炙。味甘温　大棗十二枚，擘。味甘温

風在表者，散以桂枝、甘草之辛甘；濕在經者，逐以附子之辛熱；薑、棗辛甘行榮衛，通津液，以和表也。

上五味，以水六升，煮取二升，去滓，分温三服。趙本有"去桂加白术湯方云：附子（三枚，炮，去皮破）　白术（四兩）　生薑（三兩，切）　甘草（二兩，炙）　大棗（十二枚，擘）"。

風濕相摶，骨節煩疼，趙本作"疼煩"掣痛，不得屈伸，近之則痛劇，汗出短氣，小便不利，惡風不欲去衣，或身微腫者，甘草附子湯主之。

風則傷衛，濕流關節，風濕相摶，兩邪亂經，故骨節疼煩，掣痛，不得屈伸，近之則痛劇也。風勝則衛氣不固，汗出，短氣，惡風不欲去衣，爲風在表；濕勝則水氣不行，小便不利，或身微腫，爲濕外薄醫統本作"摶"也。與甘草附子湯，散濕固衛氣。

甘草附子湯方：

甘草二兩，炙。味甘平　附子二枚，炮，去皮破。味辛熱

白术二兩。味甘温　桂枝四兩，去皮。味辛熱

桂枝、甘草之辛甘，發散風邪而固醫統本作“和”衛；附子、白术之辛甘，解濕氣而温經。

上四味，以水六升，煮取三升，去滓，温服一升，日三服。初服得微汗則解。能食，汗出趙本作“止”復煩者，趙本有“將”字服五合，恐一升多者，宜服六七合爲妙。趙本醫統本並作“始”。

傷寒脉浮滑，此趙本有“以”字表有熱、裏有寒，白虎湯主之。

浮爲在表，滑爲在裏。表有熱，外有熱也；裏有寒，有邪氣傳裏也。以邪未入府，故止言寒，如瓜蒂散證云：胸上有寒者是矣。與白虎湯，以解内外之邪。

白虎湯方：

知母六兩。味苦寒　石膏一斤，碎。味甘寒　甘草二兩（趙本有“炙”字）。味甘平　粳米六合。味甘平

《内經》曰：熱淫所勝，佐以苦甘。知母、石膏之苦甘以散熱，熱則傷氣。甘以緩之，甘草、粳米之甘以益氣。

上四味，以水一斗，煮米熟，湯成，去滓，温服一升，日三服。

傷寒脉結代，心動悸，炙甘草湯主之。

結代之脉，動而中止能自還者，名曰結；不能自還者，名曰代。由血氣虚衰，不能相續也。心中悸動，知真氣内虚也，與炙甘草湯，益虚補血氣而復脉。

炙甘草湯方：

甘草四兩，炙。味甘平　生薑三兩，切。味辛溫　桂枝三兩，去皮。味辛熱　人參二兩。味甘溫　生地黄一斤。味甘寒　阿膠二兩。味溫甘（醫統本作甘溫）　麥門冬半升，去心。味甘平　麻子仁（趙本作“仁”）半升。味甘平　大棗十二（趙本、醫統本並作三十）枚，擘。味甘溫

補可以去弱，人參、甘草、大棗之甘，以補不足之氣；桂枝、生薑之辛，以益正氣。《聖濟經》曰：津耗散爲枯，五藏痿弱，榮衛涸流，溫劑所以潤之。麻仁、阿膠、麥門冬、地黄之甘，潤經益血，復脉通心也。

上九味，以清酒七升，水八升，先煮八味，取三升，去滓，内膠烊消盡，溫服一升，日三服，一名復脉湯。

脉按之來緩，而趙本無“而”字時一止復來者，名曰結。又脉來動而中止，更來小數，中有還者反動，名曰結陰也；脉來動而中止，不能自還，因而復動，趙本有“者”字名曰代陰也。得此脉者，必難治。

結代之脉，一爲邪氣留結，一爲真氣虚衰。脉來動而中止，若能自還，更來小數，止是邪氣留結，名曰結陰；若動而中止，不能自還，因其呼吸，陰陽相引復動者，是真氣衰極，名曰代陰，爲難治之脉。經曰：脉結者生，代者死，此之謂也。

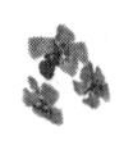

釋　音

俛音免,俯也

痿於危切,痹病也

掣昌列切(醫統本有“挽也”二字)

瞤水(醫統本作“如”)倫切,目動也

涸乎各切,竭也

匱求位切,匣也

椎音槌(醫統本作“錐”)

烊音羊(醫統本有“爍也”二字)

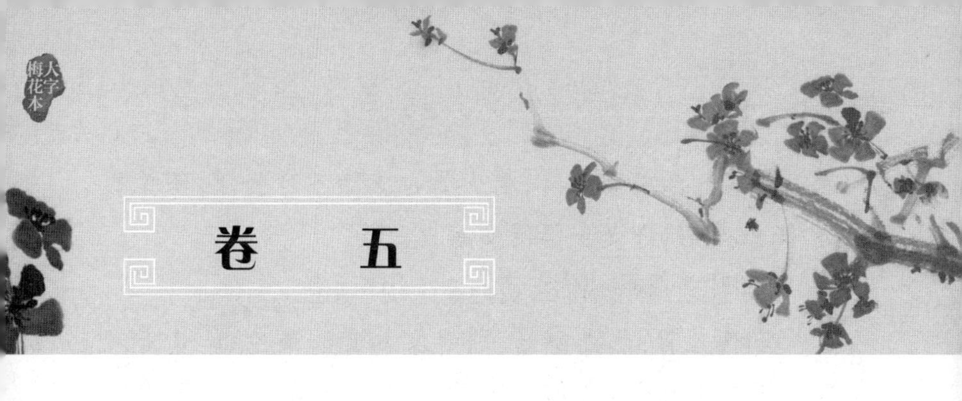

辨陽明病脉證並治法第八

問曰:病有太陽陽明,有正陽陽明,有少陽陽明,何謂也?答曰:太陽陽明者,脾約趙本注:“一云絡”是也。

陽明胃也。邪自太陽經傳之入府者,謂之太陽陽明。經曰:太陽病,若吐、若下、若發汗後,微煩,小便數,大便因鞕者,與小承氣湯,即是太陽陽明脾約病也。

正陽陽明者,胃家實趙本注:“一作寒”是也。

邪自陽明經傳入府者,謂之正陽陽明。經曰:陽明病,脉遲,雖汗出不惡寒,其身必重,短氣,腹滿而喘,有潮熱者,外欲解可攻裏也。手足濈濈然汗出者,此大便已鞕也,大承氣湯主之,即是正陽陽明胃家實也。

少陽陽明者,發汗,利小便已,胃中燥煩實,大便難是也。

邪自少陽經傳之入府者,謂之少陽陽明。經曰:傷

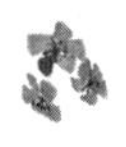

寒，脉弦細，頭痛發熱者，屬少陽。少陽不可發汗，發汗則譫語，此屬胃，即是少陽陽明病也。

陽明之爲病，胃家實趙本有“是”字也。

邪傳入胃，熱毒留結，則胃家爲實。華佗曰：熱毒入胃要須下去之，不可留於胃中。是知邪在陽明，爲胃家實也。

問曰：何緣得陽明病？答曰：太陽病趙本有“若”字發汗、若下、若利小便，此亡津液，胃中乾燥，因轉屬陽明，不更衣，内實，大便難者，此名陽明也。

本太陽病不解，因汗、利小便，亡津液，胃中乾燥，太陽之邪入府，轉屬陽明。古人登厠必更衣，不更衣者，通爲不大便。不更衣，則胃中物不得泄，故爲内實。胃無津液，加之蓄熱，大便則難，爲陽明裏實也。

問曰：陽明病，外證云何？答曰：身熱，汗自出，不惡寒，反惡熱也。

陽明病，爲邪入府也。邪在表，則身熱，汗出而惡寒；邪既入府，則表證已罷，故不惡寒，但身熱，汗出，而惡熱也。

問曰：病有得之一日，不發熱而惡寒者，何也？答曰：雖得之一日，惡寒將自罷，即自汗出而惡熱也。

邪客在陽明，當發熱而不惡寒，今得之一日，猶不發熱而惡寒者，即邪未全入府，尚帶表邪；若表邪全入，則更無惡寒，必自汗出而惡熱也。

問曰：惡寒何故自罷？答曰：陽明居中，趙本有

“主”字土也，萬物所歸，無所復傳。始雖惡寒，二日自止，此爲陽明病也。

胃爲水穀之海，主養四旁。四旁有病，皆能傳入於胃。入胃則更不復傳，如太陽醫統本有“病”字傳之入胃，則更不傳陽明；陽明病傳之入胃；則更不傳少陽；少陽病傳之入胃，則更不傳三陰。

本太陽初得病時，發其汗，汗先出不徹，因轉屬陽明也。

傷寒傳經者，則一日太陽，二日陽明。此太陽傳經，故曰轉屬陽明。

傷寒發熱無汗，嘔不能食，而反汗出濈濈然者，是轉屬陽明也。

傷寒發熱，無汗，嘔不能食者，太陽受病也；若反汗出濈濈然者，太陽之邪轉屬陽明也。經曰：陽明病法多汗。

傷寒三日，陽明脉大。

傷寒三日，邪傳陽明之時。經曰：尺寸俱長者，陽明受病，當二三日發。陽明氣血俱多，又邪並於經，是以脉大。

傷寒脉浮而緩，手足自温者，是爲係在太陰。太陰者，身當發黄；若小便自利者，不能發黄。至七八日大便鞕者，爲陽明病也。

浮爲陽邪，緩爲脾脉。傷寒脉浮緩，太陰客熱。邪在三陽，則手足熱；邪在三陰，則手足寒。今手足自温，是知係在太陰也。太陰土也，爲邪蒸之，則色見於外，當發身

黄。小便自利者，熱不内蓄，不能發黄，至七八日，大便鞕者，即太陰之邪入府，轉屬陽明也。

傷寒轉係陽明者，其人濈然微汗出也。

傷寒則無汗，陽明法多汗，此以傷寒邪轉係陽明，故濈然微汗出。

陽明中風，口苦咽乾，腹滿微喘，發熱惡寒，脉浮而緊；若下之，則腹滿、小便難也。

脉浮在表，緊爲裏實。陽明中風，口苦咽乾，腹滿微喘者，熱傳於裏也；發熱惡寒者，表仍未解也。若下之，裏邪雖去，表邪復入於裏，又亡津液，故使腹滿而小便難。

陽明病，若能食，名中風；不能食，名中寒。

陽明病，以飲食別受風寒者，以胃爲水穀之海，風爲陽邪，陽醫統本有“邪”字殺穀，故中風者能食；寒爲陰邪，陰邪不殺穀，故傷寒者不能食。

陽明病，若中寒，趙本有“者”字不能食，小便不利，手足濈然汗出，此欲作固瘕，必大便初鞕後溏。所以然者，以胃中冷，水穀不別故也。

陽明中寒不能食者，寒不殺穀也。小便不利者，津液不化也。陽明病法多汗，則周身汗出，此手足濈然而醫統本無“而”字汗出，而身無汗者，陽明中寒也。固瘕者，寒氣結積也。胃中寒甚，欲留結而爲固瘕，則津液不得通行，而大便必鞕者，若汗出小便不利者，爲實也。此以小便不利，水穀不別，雖大便初鞕，後必溏也。

陽明病，趙本有“初”字欲食，小便反不利，大便自調,其人骨節疼,翕翕如有熱狀,奄然發狂,濈然汗出而解者,此水不勝穀氣,與汗共並,脉緊則愈。

陽病客熱,初傳入胃,胃熱則消穀而欲食。陽明病熱爲實者,則小便當數,大便當鞕,今小便反不利,大便自調者,熱氣散漫,不爲實也。欲食,則胃中穀多,《内經》曰:食入於陰,長氣於陽。穀多則陽氣勝,熱消津液則水少。經曰:水入於經,其血乃成,水少則陰血弱。《金匱要略》曰:陰氣不通,即骨疼。其人骨節疼者,陰氣不足也。熱甚於表者,翕翕發熱;熱甚於裹者,烝烝發熱。此熱氣散漫,不專著於表裹,故翕翕如有熱狀。奄,忽也。忽然發狂者,陰不勝陽也。《内經》曰:陰不勝其陽者,則脉流薄疾,並乃狂。陽明藴熱爲實者,須下之愈;熱氣散漫,不爲實者,必待汗出而愈,故云濈然而汗出醫統本作"汗出而"解也。水穀之等者,陰陽氣平也。水不勝穀氣,是陰不勝陽也。汗出則陽氣衰,脉緊則陰氣生。陰陽氣平,兩無偏勝則愈,故云與汗共並,脉緊則愈。

陽明病欲解時,從申至戌上。

四月爲陽,土旺於申、酉、戌向王時,是爲欲解。

陽明病,不能食,攻其熱必噦。所以然者,胃中虚冷故也。以其人本虚,故趙本無"故"字攻其熱必噦。

不能食,胃中本寒,攻其熱,復虚其胃,虚寒相搏,故令噦也。經曰:關脉弱,胃氣虚,有熱不可大攻之,熱去則寒起。此之謂也。

陽明病脉遲,食難用飽,飽則微煩,頭眩,必小便

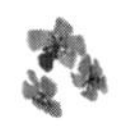

難，此欲作穀疸，雖下之，腹滿如故。所以然者，脉遲故也。

陽明病脉遲，則邪方入裏，熱未爲實也。食入於陰，長氣於陽。胃中有熱，食難用飽，飽則微煩而頭眩者，穀氣與熱氣相搏也。兩熱相合，消搏津液，必小便難。利者不能發黄，言熱得泄也。小便不利，則熱不得泄，身必發黄。疸，黄也。以其發於穀氣之熱，故名穀疸。熱實者，下之則愈；脉遲爲熱氣未實，雖下之，腹滿亦不減也。經曰：脉遲尚未可攻。

陽明病法多汗，反無汗，其身如蟲行皮中狀者，此以醫統本作“以此”久虚故也。

胃爲津液之府，醫統本作“本”氣虚津液少，病則反無汗。胃候身之肌肉，其身如蟲行皮中者，知胃氣久虚也。

陽明病，反無汗，而小便利，二三日，嘔而咳，手足厥者，必苦頭痛；若不咳不嘔，手足不厥者，頭不痛。趙本注：“一云：冬陽明”。

陽明病法多汗，反無汗，而小便利者，陽明傷寒，而寒氣内攻也。至二三日，嘔咳而支厥者，寒邪發於外也，必苦頭痛；若不咳不嘔，手足不厥者，是寒邪但攻裏而不外發，其頭亦不痛也。

陽明病，但頭眩，不惡寒，故能食而咳，其人必咽趙本作“咽必”痛；若不咳者，咽不痛。趙本注：“一云冬陽明”。

陽明病，身不重痛，但頭眩而不惡寒者，陽明中風而風氣内攻也。經曰：陽明病，若能食，名中風。風邪攻胃，胃氣上逆則咳。咽門者,胃之系,咳甚則咽傷,故必咽痛;若胃氣不逆,則不咳,其咽亦不痛也。

陽明病無汗,小便不利,心中懊憹者,身必發黄。

陽明病無汗,而小便不利者,熱蘊於内而不得越;心中懊憹者,熱氣鬱蒸,欲發於外而爲黄也。

陽明病,被火,額上微汗出,趙本有“而”字小便不利者,必發黄。

陽明病則爲内熱,被火,則火熱相合而甚。若遍身汗出而小便利者,熱得泄越不能發黄,今額上微汗出,而小便不利,則熱不得越,鬱蒸於胃,必發黄也。

陽明病,脉浮而聚者,必潮熱,發作有時。但浮者,必盜汗出。

浮爲在經,緊者裏實。脉浮而緊者,表熱裏實也,必潮熱,發作有時。若脉但浮而不緊者,止是表熱也,必盜汗出。盜汗者,睡而汗出也。陽明病裏熱者自汗,表熱者盜汗。

陽明病,口燥,但欲漱水不欲咽者,此必衄。

陽明之脉起於鼻,絡於口。陽明裏熱,則渴欲飲水,此口燥但欲漱水不欲咽者,是熱在經而裏無熱也。陽明氣血俱多,經中熱甚,迫血妄行,必作衄也。

陽明病,本自汗出,醫更重發汗,病已差,尚微煩不了了者,此大便必趙本作“此必大便”鞕故也。以亡津液,胃中乾燥,故令大便鞕。當問其小便,日幾行。若本小便日三四行,今日再行,故知大便不久出;今爲小便數少，以津液當還入胃中，故知不久必大便也。

先亡津液，使大便鞕，小便數少，津液分别，大便必自下也。

傷寒嘔多，雖有陽明證不可攻之。

嘔者，熱在上焦，未全入府，故不可下。

陽明病，心下鞕滿者，不可攻之。攻之，利遂不止者死，利止者愈。

陽明病腹滿者，爲邪氣入府，可下之。心下鞕滿，則邪氣尚淺，未全入府，不可便下之。得利止者，爲邪氣去，正氣安，正氣安則愈；若因下利不止者，爲正氣脱而死。

陽明病，面合赤色，趙本作“色赤”不可攻之，必發熱色黄，趙本有“者”字小便不利也。

合，通也。陽明病面色通赤者，熱在經也，不可下之。下之虚其胃氣，耗其津液，經中之熱，乘虚入胃，必發熱色黄，小便不利也。

陽明病，不吐不下，心煩者，可與調胃承氣湯。趙本有“調胃承氣湯方”，詳見卷二。

吐後心煩，謂之内煩；下後心煩，謂之虚煩。今陽明病不吐不下心煩，則醫統本作“即”是胃有鬱熱也，與調胃承氣湯，以下鬱熱。

陽明病脉遲，雖汗出，不惡寒者，其身必重，短氣腹滿而喘，有潮熱者，此外欲解，可攻裏也。手足濈然而趙本無“而”字汗出者，此大便已鞕也，大承氣湯主之；若汗多微發熱惡寒者，外未解也，趙本注："一法與桂枝湯"其熱不潮，未可與承氣湯；若腹大滿不通者，可與小承氣湯，微和胃氣，勿令趙本有"至"字大泄下。

陽明病脉遲，若汗出多，微發熱惡寒者，表未解也；若脉遲，雖汗出而不惡寒者，表證罷也。身重、短氣、腹滿而喘，有潮熱者，熱入府也。四肢諸陽之本，津液足，爲熱蒸之，則周身汗出；津液不足，爲熱蒸之，其手足濈然而汗出，知大便已鞕也，與大承氣湯，以下胃熱。經曰：潮熱者，實也。其熱不潮，是熱未成實，故不可便與大承氣湯，雖有腹大滿不通之急，亦不可與大承氣湯。與小承氣湯微和胃氣。

大承氣湯方：

大黄四兩，酒洗。苦寒　厚朴半斤，炙，去皮。苦温　枳實五枚，炙。苦寒　芒硝三合。鹹寒

《内經》曰：燥淫所勝，以苦下之。大黄、枳實之苦，以潤燥除熱。又曰：燥淫於内，治以苦温。厚朴之苦，下結燥。又曰：熱淫所勝，治以鹹寒，芒硝之鹹，以攻藴熱。

上四味，以水一斗，先煮二物，取五升，去滓，内大黄，趙本有"更"字煮取二升，去滓，内芒硝，更上微火一兩沸，分温再服。得下，餘勿服。

小承氣湯方：

大黄四兩（趙本有"酒洗"二字）　厚朴二兩，炙，去皮。枳實三枚，大者，炙

大熱結實者，與大承氣湯；小熱微結者，與小承氣湯。

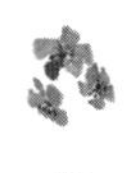

以熱不大甚，故於大承氣湯去芒硝；又以結不至堅，故不

熊校記：故亦減厚朴、枳實也，汪本亦改不。按汪以方内仍有枳實，故云不減，殊不思改半斤或二兩，五枚爲三枚，乃所謂減也，且以上句文義推之，正是亦，非不減厚朴、枳實也。

已上趙本作“右”三味，以水四升，煮取一升二合，去滓，分温二服。初服湯，當更衣，不爾者，盡飲之；若更衣者，勿服之。

陽明病，潮熱，大便微鞕者，可與大承氣湯；不鞕者，不趙本有“可”字與之。若不大便六七日，恐有燥屎，欲知之法，少與小承氣湯，湯入腹中，轉失氣者，此有燥屎，趙本有“也”字乃可攻之；若不轉失氣者，此但初頭鞕，後必溏，不可攻之，攻之，必脹滿不能食也。欲飲水者，與水則噦。其後發熱者，必大便復鞕而少也，以小承氣湯和之。不轉失氣者，慎不可攻也。

潮熱者實，得大便微鞕者，便可攻之；若便不鞕者，則熱未成實，雖有潮熱亦未可攻。若不大便六七日，恐有燥屎，當先與小承氣湯漬之，如有燥屎，小承氣湯藥勢緩，不能宣泄，必轉氣下失；若不轉失氣，是胃中無燥屎，但腸間少鞕爾，止初頭鞕，後必溏，攻之則虚其胃氣，致腹脹滿不能食也。胃中乾燥，則欲飲水，水入胃中，虚寒相搏，氣逆則噦。其後却發熱者，則熱氣乘虚還復聚於胃中，胃燥得熱，必大便復鞕，而少與小承氣湯，微利與和之，故以重云不轉失氣，不可攻内，慎之至也。

夫實則讝語，虚則鄭聲。鄭聲趙本有“者”字重語也。

《内經》曰：邪氣盛則實，精氣奪則虚。讝語由邪氣盛，而神識昏也；鄭聲，由精氣奪而聲不全也。讝語者，言語不次也；鄭聲者，鄭音不正也。《論語》云：惡鄭聲之亂樂。又曰：放鄭聲，遠佞人。鄭聲淫，佞人殆。言鄭聲不正也。今新差氣虚，人聲轉者，是所謂重語者也。若聲重亦聲轉之故。

直視讝語，喘滿者死。下利者亦死。

直視讝語，邪勝也。喘滿爲氣上脱；下利爲氣下脱，是皆主死。

發汗多，若重發汗者，亡其陽，讝語脉短者死；脉自和者不死。

亡陽胃燥，讝語者脉短，津液已絶；不可復治；脉自和，爲正氣未衰而猶可生也。

傷寒若吐、若下後，不解，不大便五六日，上至十餘日，日晡所發潮熱，不惡寒，獨語如見鬼狀。若劇者，發則不識人，循衣摸床，惕而不安，趙本注："一云：順衣妄撮，怵惕不安"微喘直視，脉弦者生，澀者死，微者但發熱讝語者，大承氣湯主之。若一服利，趙本有"則"字止後服。

若吐、若下，皆傷胃氣，不大便五六日上至十餘日者，亡津液，胃氣虚，邪熱内結也。陽明王於申酉戌，日晡所發潮熱者，陽明熱甚也；不惡寒者，表證罷也。獨語如見鬼狀者，陽明内實也，以爲熱氣有餘。若劇者，是熱氣甚大也，熱大甚於内，昏冒正氣，使不識人，至於循衣摸床，惕而不安，微喘直視。傷寒陽勝而陰絶者死，陰勝而陽絶者死。熱劇者，爲陽勝。脉弦爲陰有餘，澀爲陰不足。陽熱雖劇，脉弦，知陰未絶而猶可生；脉澀則絶陰，醫統本作“陰絶”故不可治。其邪熱微而未至於劇者，但發熱讝語，可與大承氣湯，以下胃中熱。經曰：凡服下藥，中病即止，不必盡劑。此以熱未劇，故云若一服利，則止後服。

陽明病，其人多汗，以津液外出，胃中燥，大便必鞕，鞕則讝語，小承氣湯主之。若一服讝語止，趙本有“者”字更莫復服。

亡津液胃燥，大便鞕而讝語，雖無大熱内結，亦須與小承氣湯和其胃氣。得一服讝語止，則胃燥以潤，更莫復與承氣湯，以本無實熱故也。

陽明病，讝語發潮熱，脉滑而疾者，小承氣湯主之。因與承氣湯一升，腹中轉失趙本無“失”字氣者，更服一升；若不轉失氣，趙本作“轉氣者”勿更與之。明日趙本有“又”字不大便，脉反微澀者，裏虚也，爲難治，不可更與承氣湯也。

陽明病讝語，發潮熱，若脉沉實者，内實者也，則可下；若脉滑疾，爲裏熱未實，則未可下，先與小承氣湯和之。湯入腹中轉失氣者，中有燥屎，可更與小承氣湯一升以除之；若不轉失氣者，是無燥屎，不可更與承氣湯。至明日邪氣傳時，脉得沉實緊牢之類，是裏實也；反得微澀者，裏氣大虚也。若大便利後，脉微澀者，止爲裏虚而猶可，此不曾大便，脉反微澀，是正氣内衰，爲邪氣所勝，故云難治。

陽明病，譫語有潮熱，反不能食者，胃中必有燥屎五六枚也。若能食者，但鞕耳，宜大承氣湯下之。

譫語潮熱爲胃熱，當消穀引食；反不能食者，胃中有燥屎，而胃中實也。若能食者，胃中虛熱，雖鞕不得爲有燥屎。雜病虛爲不欲食，實爲欲食；傷寒則胃實熱甚者，不能食，胃中虛熱甚者能食，與雜病爲異也。醫統本有“與”字大承氣湯以下燥屎，逐結熱。

陽明病，下血譫語者，此爲熱入血室；但頭汗出者，刺期門，隨其實而瀉趙本作“寫”字之，濈然汗出則愈。

陽明病熱入血室，迫血下行，使下血譫語。陽明病法多汗，以奪血者無汗，故但頭汗出也。刺期門以散血室之熱，隨其實而瀉之，以除陽明之邪熱，散邪除熱，榮衛得通，津液得復，濈然汗出而解。

汗趙本注：“一作卧”出譫語者，以有燥屎在胃中，此爲風也，須下之，趙本作“者”過經乃可下之。下之若早，語言必亂，以表虛裏實故也。下之則趙本無“則”字愈，宜大承氣湯。

胃中有燥屎則譫語，以汗出爲表未罷，故云風也。燥屎在胃則當下，以表未和則未可下，須過太陽經，無表證，乃可下之。若下之早，燥屎雖除，則表邪乘虛復陷於裏，爲表虛裏實，胃虛熱甚，語言必亂。與大承氣湯，却下胃中邪熱則止。

傷寒四五日，脉沉而喘滿。沉爲在裏，而反發其汗，津液越出，大便爲難，表虚裏實，久則讝語。

邪氣入内之時，得脉沉而喘滿，裏證具也，則當下之；反發其汗，令津液越出，胃中乾燥，大便必難，久則屎燥胃實，必發讝語。

三陽合病，腹滿身重，難以轉側，口不仁而趙本無"而"字面垢，趙本注："又作枯，一云向經"讝語遺尿。發汗則讝語，下之則額上生汗，手足逆冷。若自汗出者，白虎湯主之。趙本有"白虎湯方"，詳見卷四。

腹滿身重，難以反側，口不仁讝語者，陽明也。《針經》曰：少陽病甚則面微塵。此面垢者，少陽也；遺尿者，太陽也。三者以陽明證多，故出陽明篇中。三陽合病，爲表裏有邪，若發汗攻表，則燥熱益甚，必愈讝語；若下之攻裏，表熱乘虚内陷，必額上汗出，手足逆冷；其自汗出者，三陽經熱甚也。《内經》曰：熱則腠理開，榮衛通，汗大泄，與白虎湯，以解内外之熱。

二陽並病，太陽證罷，但發潮熱，手足漐漐汗出，大便難而讝語者，下之則愈，宜大承氣湯。

本太陽病並於陽明，名曰並病。太陽證罷，是無表證；但發潮熱，是熱並陽明。一身汗出爲熱越，今手足漐漐汗出，是熱聚於胃也，必大便難而讝語。經曰：手足漐然而汗出者，必大便已鞕也，與大承氣湯，以下胃中實熱。

陽明病，脉浮而緊，咽燥口苦，腹滿而喘，發熱汗出，不惡寒，反惡熱，身重。若發汗則躁，心憒憒，反讝語。若加燒趙本作“温”針，必怵惕煩躁，不得眠；若下之，則胃中空虚，客氣動膈，心中懊憹，舌上胎者，梔子豉湯主之。趙本有“梔子豉湯方”，詳見卷三。

脉浮發熱，爲邪在表；咽燥口苦，爲熱在經；脉緊腹滿而喘，汗出，不惡寒，反惡熱，身重，爲邪在裏。此表裏俱有邪，猶當雙醫統本作“和”解之。若發汗攻表，表熱雖除，而内熱益甚，故躁而憒憒，反讝語。憒憒者，心亂。經曰：滎氣微者，加燒針則血不行，更發熱而躁煩。此表裏有熱，若加燒針，則損動陰氣，故怵惕煩躁不得眠也；若下之，裏熱雖去，則胃中空虚，表中客邪之氣乘虚陷於上焦，煩動於膈，使心中懊憹而不了了也。舌上胎黄者，熱氣客於胃中；舌上胎白，知熱氣客於胸中，與梔子豉湯，以吐胸中之邪。

若渴欲飲水，口乾舌燥者，白虎加人參湯主之。趙本有“白虎加人參湯方”，詳見卷十。

若下後，邪熱客於上焦者爲虚煩；此下後，邪熱不客於上焦而客於中焦者，是爲乾燥煩渴，與白虎加人參湯，散熱潤燥。

若脉浮發熱。渴欲飲水，小便不利者，猪苓湯主之。

此下後，客熱客於下焦者也。邪氣自表入裏，客於下焦，三焦俱帶熱也。脉浮發熱者，上焦熱也；渴欲飲水者，中焦熱也；小便不利者，邪客下焦，津液不得下通也。與猪苓湯利小便，以瀉下焦之熱也。

猪苓湯方：

猪苓去皮。甘平　茯苓甘平　阿膠甘平　滑石碎。甘寒　澤瀉各一兩。甘鹹寒

甘甚而反淡，淡味滲泄爲陽，猪苓、茯苓之甘，以行小便；鹹味涌泄爲陰，澤瀉之鹹，以泄伏水；滑利竅，阿膠、滑石之滑，以利水道。

上五味，以水四升，先煮四味，取二升，去滓，内下趙本無“下”字阿膠烊消，温服七合，日三服。

陽明病，汗出多而渴者，不可與猪苓湯，以汗多胃中燥，猪苓湯復利其小便故也。

《針經》曰：水穀入於口，輸於腸胃，其液別爲五，天寒衣薄則爲溺，天熱衣厚則爲汗，是汗溺一液也。汗多爲津液外泄，胃中乾燥，故不可與猪苓湯利小便也。

脉浮而遲，表熱裏寒，下利清穀者，四逆湯主之。趙本有“四逆湯方”，詳見卷二。

浮爲表熱，遲爲裏寒。下利清穀者，裏寒甚也，與四逆湯，温裏散寒。

若胃中虚冷，不能食者，飲水則噦。

噦者，咳逆是也。《千金》曰：咳逆者，噦逆之名。胃中虚冷，得水則水寒相搏，胃氣逆而噦。

脉浮發熱，口乾鼻燥，能食者則衄。

脉浮發熱，口乾鼻燥者，熱在經也；能食者裏和也。熱甚於經，迫血爲衄。胃中虚冷陰勝也，水入於經，其血乃成，飲水者助陰，氣逆爲噦。發熱口乾陽勝也，食入於陰，長氣於陽，能食者助陽，血妄爲衄。三者偏陰偏陽之疾也。

陽明病下之，其外有熱，手足温，不結胸，心中懊憹，飢不能食，但頭汗出者，梔子豉湯主之。

表未罷而下者，應邪熱内陷也。熱内陷者，則外熱而無手足寒；今外有熱而手足温者，熱雖内陷，然而不深，故不作結胸也。心中懊憹，飢不能食者，熱客胸中爲虚煩也。熱自胸中燻蒸於上，故但頭汗出而身無汗。與梔子豉湯，以吐胸中之虚煩。

陽明病，發潮熱，大便溏，小便自可，胸脅滿不去者，小柴胡湯主之。趙本作“與小柴胡湯”，又有“小柴胡湯方”，詳見卷三。

陽明病潮熱，爲胃實，大便鞕而小便數；今大便溏，小便自可，則胃熱未實，而水穀不别也。大便溏者，應氣降而胸脅滿去；今反不去者，邪氣猶在半表半裏之間，與小柴胡湯，以去表裏之邪。

陽明病，脅下鞕滿，不大便而嘔，舌上白胎者，可與小柴胡湯。上焦得通，津液得下，胃氣因和，身濈然而汗出解也。趙本作“汗出而解”。

陽明病，腹滿，不大便，舌上胎黄者，爲邪熱入府可下；若脅下鞕滿，雖不大便而嘔，舌上白胎者，爲邪未入府，在表裏之間，與小柴胡湯以和解之。上焦得通，則嘔止；津液得下，則胃氣因和，汗出而解。

陽明中風，脉弦浮大而短氣，腹部滿，脅下及心

痛，久按之氣不通，鼻乾不得汗，嗜卧，一身及面趙本無"面"字目悉黄，小便難，有潮熱，時時噦，耳前後腫，刺之小差。外不解，病過十日，脉續浮者，與小柴胡湯。

脉但浮，無餘證者，與麻黄湯；若不尿，腹滿加噦者，不治。趙本有"麻黄湯方"詳見卷三。

浮大爲陽，風在表也；弦則爲陰，風在裏也。短氣腹滿，脅下及心痛，風熱壅於腹中而不通也。若寒客於内而痛者，按之則寒氣散而痛止；此以風熱内壅，故雖久按而氣亦不通。陽明病，鼻乾不得卧，自汗出者，邪在表也；此鼻乾不得汗而嗜卧者，風熱内攻，不干表也。一身面目悉黄，小便難，有潮熱，時時噦者，風熱攻於胃也。陽明之脉出大迎，循頰車，上耳前過客主人，熱勝則腫，此風熱在經，故耳前後腫，刺之經氣通，腫則小差。如此者，外證罷則可攻。若外證不解，雖過十日，脉續浮者，邪氣猶在半表半裏，與小柴胡湯以和解之；若其脉但浮而不弦大，無諸裏證者，是邪但在表也，可與麻黄湯以發其汗；若不尿腹滿加噦者，關格之疾也，故云不治，《難經》曰：關格者，不得盡其命而死。

陽明病，自汗出，若發汗，小便自利者，此爲津液内竭，雖鞕不可攻之，當須自欲大便，宜蜜煎導而通之。若土瓜根及與趙本無"與"字大猪膽汁，皆可爲導。

津液内竭，腸胃乾燥，大便因鞕，此非結熱，故不可攻，宜以藥外治而導引之。

蜜煎導趙本無“導”字**方：**

蜜趙本作“食蜜”七合趙本“七合”作小字一味，内銅器中微火煎之，稍凝似飴狀，趙本作“上一味，於銅器内，微火煎，當須凝如飴狀”攪之勿令焦著，欲可丸，併手捻作挺，令頭鋭，大如指，長二寸許，當熱時急作，冷則鞕。以内穀道中，以手急抱，欲大便時乃去之。趙本有“疑非仲景意，已試甚良”九字。

猪膽汁方趙本無此四字：

大趙本大上有“又”字猪膽一枚，瀉汁，和醋少許，以灌穀道中，趙本作“和少許法醋，以灌穀道内”如一食頃，當大便出。趙本有“宿食惡物，甚效”六字。

陽明病脉遲，汗出多，微惡寒者，表未解也，可發汗，宜桂枝湯。趙本有“桂枝湯方”詳見卷二。

陽明病脉遲，汗出多，當責邪在裏，以微惡寒知表未解，與桂枝湯和表。

陽明病脉浮，無汗而喘者，發汗則愈，宜麻黄湯。

陽明傷寒表實，脉浮，無汗而喘也，與麻黄湯以發汗。

陽明病，發熱汗出，趙本有“者”字此爲熱越，不能發黄也。但頭汗出，身無汗，劑頸而還，小便不利，渴引水漿者，此爲瘀熱在裏，身必發黄，茵陳趙本醫統本並有“蒿”字湯主之。

但頭汗出，身無汗，劑頸而還者，熱不得越也；小便不利，渴引水漿者，熱甚於胃，津液内竭也；胃爲土而色黄，胃爲熱蒸，則色奪於外，必發黄也。與茵陳湯，逐熱退黄。

茵陳蒿湯方：

茵陳蒿六兩。苦微寒　梔子十四枚，擘。苦寒　大黄二兩，去皮。苦寒

小熱之氣，凉以和之；大熱之氣，寒以取之。茵陳、梔子之苦寒，以逐胃燥；宜下必以苦，宜補必以酸。大黄之苦寒，以下瘀熱。

上三味，以水一斗，趙本醫統本並有“二升”二字先煮茵陳，减六升，内二味，煮取三升，去滓，分温趙本無“温”字三服，小便當利，尿如皂角趙本作“莢”汁狀，色正赤，一宿腹减、黄從小便去也。

陽明證，其人喜忘者，必有蓄血。所以然者，本有久瘀血，故令喜忘，屎雖鞕，大便反易，其色必黑，趙本有“者”字宜抵當湯下之。趙本有“抵當湯方”，詳見卷三。

《内經》曰：血並於下，亂而喜忘，此下本有久瘀血，所以喜忘也。津液少，大便鞕，以蓄血在内。屎雖鞕，大便反易，其色黑也。與抵當湯，以下瘀血。

陽明病，下之，心中懊憹而煩，胃中有燥屎者可攻。腹微滿，初頭鞕，後必溏，不可攻之。若有燥屎者，宜大承氣湯。

下後，心中懊憹而煩者，虚煩也，當與梔子豉湯。若胃中有燥屎者，非虚煩也，可與大承氣湯下之。其腹微滿，初鞕後溏，是無燥屎，此熱不在胃而在上也，故不可攻。

病人不大便五六日，繞臍痛，煩躁，發作有時者，

此有燥屎，故使不大便也。

不大便五六醫統本作“六七”日者，則大便必結爲燥屎也。胃中燥實，醫統本作其氣不得下通，故繞臍痛，煩躁，發作有時也。

病人煩熱，汗出則解，又如瘧狀，日晡所發熱者，屬陽明也。脉實者宜下之；脉浮虚者，宜發汗。下之與大承氣湯，發汗宜桂枝湯。

雖得陽明證，未可便爲裏實，審看脉候，以别内外。其脉實者，熱已入府爲實，可與大承氣湯下之；其脉浮虚者，是熱未入府，猶在表也，可與桂枝湯，發汗則愈。

大下後，六七日不大便，煩不解，腹滿痛者，此有燥屎也。所以然者，本有宿食故也，宜大承氣湯。

大下之後，則胃弱不能消穀，至六七日不大便，則宿食已結不消，故使煩熱不解而腹滿痛，是知有燥屎也。與大承氣湯以下除之。

病人小便不利，大便乍難乍易，時有微熱，喘冒不能卧者，有燥屎也，宜大承氣湯。

小便利，則大便鞕；此以有燥屎，故小便不利，而大便乍難乍易。胃熱者，發熱，喘冒無時及嗜卧也；此燥屎在胃，故時有微熱，喘冒不得卧也，與大承氣湯以下燥屎。

食穀欲嘔者，趙本無“者”字屬陽明也，吴茱萸湯主之。得湯反劇者，屬上焦也。

上焦主内，胃爲之市，食穀欲嘔者，胃不受也，與吴茱萸湯以温胃氣。得湯反劇者，上焦不内也，以治上焦法治之。

吴茱萸湯方：

吴茱萸一升，洗。辛熱　人參三兩。甘温　生薑六兩，切。辛温　大棗十二枚，擘。甘温

《内經》曰：寒淫於内，治以甘熱，佐以苦辛。吴茱萸、生薑之辛以温胃，人參、大棗之甘以緩脾。

上四味，以水七升，煮取二升，去滓，温服七合，日三服。

太陽病，寸緩、關浮、尺弱，其人發熱汗出，復惡寒，不嘔，但心下痞者，此以醫下之也。如其不下者，病人不惡寒而渴者，此轉屬陽明也。小便數者，大便必鞕，不更衣十日，無所苦也。渴欲飲水，少少與之，但以法救之。渴者，宜五苓散。趙本作“五苓散方”，詳見卷三。

太陽病脉陽浮陰弱，爲邪在表；今寸緩、關浮、尺弱，邪氣漸傳裏，則發熱汗出，復惡寒者，表未解也。傳經之邪入裏，裏不和者必嘔；此不嘔但心下痞者，醫下之早，邪氣留於心下也。如其不下者，必漸不惡寒而渴，太陽之邪轉屬陽明也。若吐、若下、若發汗後，小便數，大便鞕者，當與小承氣湯和之；此不因吐下、發汗後，小便數，大便鞕，若是無滿實，雖不更衣十日無所苦也，候津液還入胃中，小便數少，大便必自出也。渴欲飲水者，少少與之，以潤胃氣，但審邪氣所在，以法救之。如渴不止，與五苓散是也。

脉陽微而汗出少者，爲自和趙本注："一作如"也；汗出多者，爲太過。

脉陽微者，邪氣少，汗出少者爲適當，故自和；汗出多者，反損正氣，是汗出太過也。

陽脉實，因發其汗出多者，亦爲太過。太過趙本有"者"字爲陽絶於裏，亡津液，大便因鞕也。

陽脉實者，表熱甚也。因發汗，熱乘虚蒸醫統本作"烝"津液外泄，致汗出太過。汗出多者，亡其陽，陽絶於裏，腸胃乾燥，大便因鞕也。

脉浮而芤，浮爲陽，芤爲陰，浮芤相搏，胃氣生熱，其陽則絶。

浮芤相搏，陰陽不諧，胃氣獨治，鬱而生熱，消爍津液，其陽爲絶。

趺陽脉浮而濇，浮則胃氣强，濇則小便數，浮濇相搏，大便則難，趙本作"鞕"其脾爲約，麻趙本有"子"字仁丸主之。

趺陽者，脾胃之脉，診浮爲陽，知胃氣强；濇爲陰，知脾爲約。約者，儉約之約，又約束之約。《内經》曰：飲入於胃，游溢精氣，上輸於脾，脾氣散精，上歸於肺，通調水道，下輸於膀胱，水精四布，五經並行，是脾主爲胃行其津液者也。今胃强脾弱，約束津液，不得四布，但輸膀胱，致小便數，大便難，與脾約丸，通腸潤燥。

麻趙本有"子"字**仁丸方：**

麻子仁二升。甘平　芍藥半斤。酸平　枳實半斤，炙。

苦寒　大黄一斤,去皮。苦寒　厚朴一斤(趙本、醫統本並作“尺”),炙,去皮。苦寒(醫統本作“温”)　杏仁一斤(趙本作“升”),去皮尖,熬,别作脂。甘温

《内經》曰:脾欲緩,急食甘以緩之。麻仁、杏仁之甘,緩脾而潤燥;津液不足,以酸收之,芍藥之酸,以斂津液;腸燥胃强,以苦泄之,枳實、厚朴、大黄之苦,下燥結而泄胃强也。

上六味,爲末,煉蜜爲丸,桐子大,趙本作“右六味,蜜和丸,如梧桐子大”飲服十丸,日二服,漸加,以知爲度。

太陽病三日,發汗不解,蒸蒸發熱者,屬胃也,調胃承氣湯主之。

蒸蒸醫統本作“烝烝”者,如熱燻蒸,醫統本作“熏烝”言甚熱也。太陽病三日,發汗不解,則表邪已罷,蒸蒸醫統本作“烝烝”發熱,胃熱爲甚,與調胃承氣湯下胃熱。

傷寒吐後,腹脹滿者,與調胃承氣湯。

《内經》曰:諸脹腹大,皆屬於熱。熱在上焦則吐,吐後不解,復腹脹滿者,邪熱入胃也,與調胃承氣湯下其胃熱。

太陽病,若吐、若下、若發汗,趙本有“後”字微煩,小便數,大便因鞕者,與小承氣湯和之愈。

吐下發汗,皆損津液,表邪乘虚傳裏。大煩者,邪在表也;微煩者,邪入裏也。小便數,大便因鞕者,其脾爲約也。小承氣湯和之愈。

得病二三日,脉弱,無太陽柴胡證,煩躁,心下

鞕，至四五日，雖能食，以小承氣湯少少與，微和之，令小安，至六日，與承氣湯一升。若不大便六七日，小便少者，雖不能趙本作"受"食，趙本注："一云：不大便"但初頭鞕，後必溏，未定成鞕，攻之必溏，須小便利，屎定鞕，乃可攻之，宜大承氣湯。

《針經》曰：脉軟者，病將下。弱爲陰脉，當責邪在裏，得病二三日脉弱，是日數雖淺，而邪氣已入裏也。無太陽證，爲表證已罷；無柴胡證，爲無半表半裏之證。煩躁心下鞕者，邪氣内甚也。胃實熱甚，則不能食；胃虚熱甚，至四五日雖能食，亦當與小承氣湯微和之，至六日則熱甚，與大承氣湯一升。若不大便六七日，小便多者，爲津液内竭，大便必鞕，則可下之。小便少者，則胃中水穀不别，必初鞕後溏，雖不能食，爲胃實，以小便少則未定成鞕，亦不可攻，須小便利，屎定鞕，乃可攻之。

傷寒六七日，目中不了了，睛不和，無表裏證，大便難，身微熱者，此爲實也。急下之，宜大承氣湯。趙本注："一云：大柴胡湯"。

《内經》曰：諸脉者，皆屬於目。傷寒六七日，邪氣入裏之時，目中不了了，睛不和者，邪熱内甚上熏於目也。無表裏證，大便難者，裏實也。身大熱者，表熱也，身微熱者，裏熱也。《針經》曰；熱病目不明，熱不已者死。此目中不了了，睛不和，則證近危惡也，須急與大承氣湯下之。

陽明，趙本、醫統本皆有"病"字發熱汗多者，急下之，宜大承氣湯。

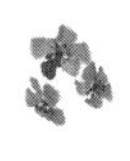

邪熱入府，外發熱汗多者，熱迫津液將竭，急與大承氣湯以下其府熱。

發汗不解，腹滿痛者，急下之，宜大承氣湯。

發汗不解，邪熱傳入府，而成腹滿痛者，傳之迅也，是須急下之。

腹滿不減，減不足言，當下之，宜大承氣湯。

腹滿不減，邪氣實也。經曰：大滿大實，自可除下之。大承氣湯，下其滿實。若腹滿時減，非内實也，則不可下。《金匱要略》曰：腹滿時減復如故，此爲寒，當與温藥。是減不足言也。

陽明少陽合病，必下利，其脉不負者，趙本有“爲”字順也；負者，失也。互相克賊，名爲負也。脉滑而數者，有宿食也，當下之，宜大承氣湯。

陽明土，少陽木，二經合病，氣不相和，則必下利。少陽脉不勝，陽明不負，是不相克爲順也；若少陽脉勝，陽明脉負者，是鬼賊相克，爲正氣失也。《脉經》曰：脉滑者，爲病食也。又曰：滑數則胃氣實。下利者，脉當微厥；今脉滑數，知胃有宿食，與大承氣湯以下除之。

病人無表裹證，發熱七八日，雖脉浮數者，可下之。假令已下，脉數不解，合熱則消穀善趙本、醫統本皆作“喜”飢，至六七日，不大便者，有瘀血，宜抵當湯。

七八日，邪入府之時，病人無表裹證，但發熱，雖脉浮數，亦可與大承氣湯下之。浮爲熱客於氣，數爲熱客於血，下之，邪熱去，而浮數之脉，俱當解。若下後，數脉去而脉但浮，則是榮血間熱並於衛氣間也，當爲邪氣獨留，心中則飢，邪熱不殺穀，潮熱發渴之證。此下之後，浮脉去而數不解，則是衛氣間熱合於榮血間也，熱氣合併，迫血下行，胃虚協熱，消穀善醫統本作“喜”飢。血至下焦，若大便利者，下血乃愈。若六七日不大便，則血不得行，蓄積於下爲瘀血，與抵當湯以下去之。

若脉數不解，而下不止，必協熱而趙本無“而”字便膿血也。

下後，脉數不解，而不大便者，是熱不得泄，蓄血於下，爲瘀血也。若下後，脉數不解而下利不止者，爲熱得下泄，迫血下行，必便膿血。

傷寒，發汗已，身目爲黄，所以然者，以寒濕趙本注：“一作温”在裏，不解故也。以爲不可下也，於寒濕中求之。

《金匱要略》曰：黄家所起，從濕得之。汗出熱去，則不能發黄。發汗已，身目爲黄者，風氣去濕氣在也。脾惡濕，濕氣内著，脾色外奪者，身目爲黄。若瘀血在裏發黄者，則可下；此以寒濕在裏，故不可下，當從寒濕法治之。

傷寒七八日，身黄如橘子色，小便不利，腹微滿者，茵陳蒿湯主之。

當熱甚之時，身黄如橘子色，是熱毒發泄於外。《内經》曰：膀胱者，津液藏焉，氣化則能出。小便不利，小腹滿者，熱氣甚於外而津液不得下行也，與茵陳湯，利小便，退黄逐熱。

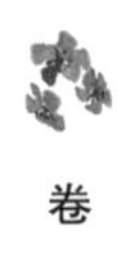

傷寒身黄發熱者,趙本無"者"字梔子柏皮湯主之。

傷寒身黄,胃有瘀熱,當須下去之;此以發熱,爲熱未實,與梔子柏皮湯解散之。

梔子柏皮湯:

趙本"梔子上"有"肥"字　梔子一十五個(趙本、醫統本皆有"擘"字)。苦寒　甘草一兩(趙本有"炙"字)。甘平　黄柏二兩

上三味,以水四升,煮取一升半,去滓,分温再服。

傷寒瘀熱在裏,身必發趙本無"發"字黄,麻黄連軺赤小豆湯主之。

濕熱相交,民多病癉。癉,黄也。傷寒爲寒濕在表,發黄爲瘀熱在裏,與麻黄連軺赤小豆湯除熱散濕。

麻黄連軺赤小豆湯方:

麻黄二兩,去節。甘温　赤小豆一升。甘平　連軺二兩,連翹根也(趙本作"是")。苦寒　杏仁四十個,去皮尖。甘温　大棗十二枚(趙本、醫統本皆有"擘"字)。甘温　生梓白皮一升(趙本有"切"字)。苦寒　生薑二兩,切。辛温　甘草二兩,炙。甘平

《内經》曰:濕上甚而熱,治以苦温,佐以甘辛,以汗爲故止。此之謂也。又煎用潦水者,亦取其水味薄,則不助濕氣。

已上趙本醫統本皆作"右"八味,以潦水一斗,先煮麻黄再沸,去上沫,内諸藥,煮取三升,趙本有"去滓"二字分温三服,半日服盡。

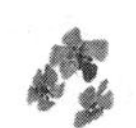

辨少陽病脉證並治法第九

少陽之趙本、醫統本皆有“爲”字病，口苦、咽乾、目眩也。

足少陽膽經也。《内經》曰：有病口苦者，名曰膽癉。《甲乙經》曰：膽者中精之府，五藏取决於膽，咽爲之使。少陽之脉，起於目鋭眦。少陽受邪，故口苦、咽乾、目眩。

少陽中風，兩耳無所聞，目赤，胸中滿而煩者，不可吐下，吐下則悸而驚。

少陽之脉，起於目眦，走於耳中；其支者，下胸中貫膈。風傷氣，風則爲熱。少陽中風，氣壅而熱，故耳聾，目赤，胸滿而煩。邪在少陽，爲半表半裏。以吐除煩，吐則傷氣，氣虚者悸；以下除滿，下則亡血，血虚者驚。

傷寒，脉弦細，頭痛，發熱者，屬少陽。少陽不可發汗，發汗則讝語。此屬胃，胃和則愈，胃不和，則趙本無“則”字煩而悸。趙本注：“一云躁”。

經曰：三部俱弦者，少陽受病。脉細者，邪漸傳裏，雖頭痛、發熱，爲表未解。以邪客少陽，爲半在表半在裏，則不可發汗，發汗亡津液，胃中乾燥。少陽之邪，因傳入胃，必發讝語，當與調胃承氣湯下之，胃和則愈；不下，則胃爲少陽木邪干之，故煩而悸。

本太陽病不解，轉入少陽者，脅下鞕滿，乾嘔不

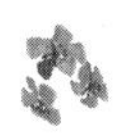

能食，往來寒熱，尚未吐下，脉沉緊者，與小柴胡湯。趙本有“小柴胡湯方”詳見卷三。

太陽轉入少陽，是表邪入於裏。脅下鞕滿，不能食，往來寒熱者，邪在半表半裏之間。若已經吐下，脉沉緊者，邪陷入府爲裏實；尚未經吐下，而脉沉緊爲傳裏，雖深，未全入府，外猶未解也，與小柴胡湯以和解之。

若已吐、下、發汗、温針，譫語，柴胡湯證罷，此爲壞病，知犯何逆，以法治之。

少陽之邪，在表裏之間，若妄吐、下、發汗、温針，損耗津液，胃中乾燥，木邪干胃，必發譫語。若柴胡證不罷者，則不爲逆；柴胡證罷者，壞病也，詳其因何治之逆，以法救之。

三陽合病，脉浮大，上關上，但欲眠睡，目合則汗。

關脉，以候少陽之氣，太陽之脉浮，陽明之脉大。脉浮大，上關上，知三陽合病。膽熱則睡，少陰病但欲眠睡，目合則無汗，以陰不得有汗。但欲眠睡，目合則汗，知三陽合病，膽有熱也。

傷寒六七日，無大熱，其人躁煩者，此爲陽去入陰故也。

表爲陽，裏爲陰。邪在表則外有熱。六七日，邪氣入裏之時，外無大熱，内有躁煩者，表邪傳裏也，故曰陽去入陰。

傷寒三日，三陽爲盡，三陰當受邪。其人反能食而不嘔，此爲三陰不受邪也。

傷寒四日，表邪傳裏，裏不和，則不能食而嘔；今反能食而不嘔，是邪不傳陰，但在陽也。

傷寒三日，少陽脉小者，欲已也。

《内經》曰：大則邪至，小則平。傷寒三日，邪傳少陽，脉當弦緊；今脉小者，邪氣微而欲已也。

少陽病，欲解時，從寅至辰上。

《内經》曰：陽中之少陽，通於春氣。寅、卯、辰，少陽木王之時。

釋　音

厠初吏切，圊溷也

憒古對切，心亂也

癉丁賀切，勞病也

瘕音假，腹中久病

怵勑律切，愁（醫統本作“恐”）也

疸音旦，黄病

愓音踢，敬也。又憂懼也

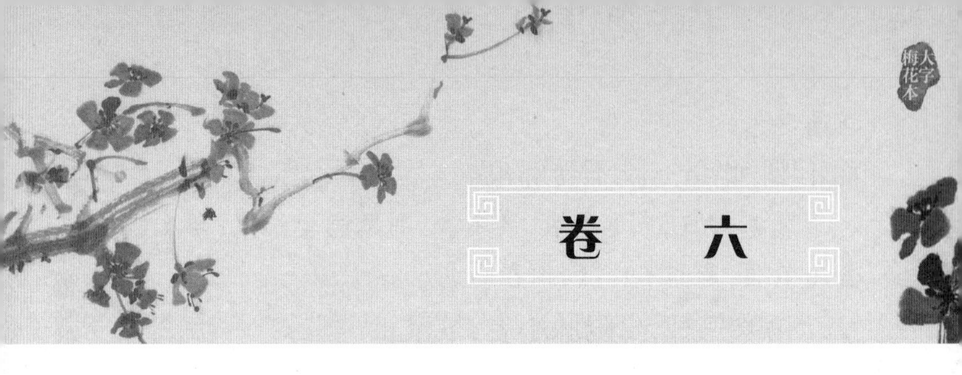

卷　六

辨太陰病脉證並治法第十

太陰之爲病，腹滿而吐，食不下，自利益甚，時腹自痛。若下之，必胸下結鞕。

太陰爲病，陽邪傳裏也。太陰之脉，布胃中，邪氣壅而爲腹滿。上不得降者，嘔吐而食不下；下不得升醫統本作“上”者，自利益甚，時腹自痛。陰寒在内而爲腹痛者，則爲常痛；此陽邪干裏，雖痛而亦不常痛，但時時腹自痛也。若下之，則陰邪留於胸下爲結鞕。經曰：病發於陰，而反下之，因作痞。

太陰中風，四肢煩疼，陽微陰澀而長者，爲欲愈。

太陰，脾也，主營四末。太陰中風，四肢煩疼者，風淫末疾也。表邪少則微，裏向和則澀而長。長者陽也，陰病見陽脉則生，以陰得陽則解，故云欲愈。

太陰病欲解時，從亥至丑上。

脾爲陰土，王於丑、亥、子，向陽，醫統本作“王”故云醫統本作“爲”解時。

太陰病脉浮者,可發汗,宜桂枝湯。趙本有“桂枝湯方”詳見卷二。

經曰:浮爲在表,沉爲在裏。太陰病脉浮者,邪在經也,故當汗散之。

自利不渴者,屬太陰,以其藏有寒故也。當温之,宜服四逆輩。

自利而渴者,屬少陰,爲寒在下焦;自利不渴者,屬太陰,爲寒在中焦,與四逆等湯,以温其藏。

傷寒脉浮而緩,手足自温者,係在太陰。太陰當發身黄;若小便自利者,不能發黄。至七八日,雖暴煩,下利日十餘行,必自止,以脾家實,腐穢當去故也。

太陰病至七八日,大便鞕者,爲太陰入府,傳於陽明也。今至七八日,暴煩,下利十餘行者,脾家實,腐穢去也。下利煩躁者死;此以脾氣和,逐邪下泄,故雖暴煩,下利日十餘行,而利必自止。

本太陽病,醫反下之,因而趙本作“爾”腹滿時痛者,屬太陰也,桂枝加芍藥湯主之。趙本有“桂枝加芍藥湯方”詳見卷十。

表邪未罷,醫下之,邪因乘虚傳於太陰,裏氣不和,故腹滿時痛,與桂枝湯以解表,加芍藥以和裏。

大實痛者,桂枝加大黄湯主之。趙本有“桂枝加大黄湯方”詳見卷十。

大實大滿，自可除下之，故加大黄以下大實。

太陰爲病脉弱，其人續自便利，設當行大黄芍藥者，宜減之，以其人胃氣弱，易動故也。趙本注："下利者，先煎芍藥三沸"。

腹滿痛者，太陰病也。脉弱，其人續自便利，則邪雖在裏，未成大實。欲與大黄、芍藥攻滿痛者，宜少與之，以胃氣尚弱，易爲動利也。

辨少陰病脉證並治法第十一

少陰之爲病，脉微細，但欲寐也。

少陰爲病，脉微細，爲邪氣傳裏深也。衛氣行於陽則寤，行於陰則寐。邪傳少陰，則氣行於陰而不行於陽，故但欲寐。

少陰病，欲吐不吐，心煩，但欲寐，五六日，自利而渴者，屬少陰也，虚故引水自救。若小便色白者，少陰病形悉具。小便白者，以下焦虚有寒，不能制水，故令色白也。

欲吐不吐，心煩者，表邪傳裏也。若腹滿痛，則屬太陰；此但欲寐，則知屬少陰。五六日，邪傳少陰之時。自利不渴者，寒在中焦，屬太陰；此自利而渴，爲寒在下焦，屬少陰。腎虚水燥，渴欲引水自救。下焦虚寒，不能制水，小便色白也。經曰：下利欲飲水者，以有熱故也。此下利雖渴，然以小便色白，明非裏熱，不可不察。

病人脉陰陽俱緊，反汗出者，亡陽也，此屬少陰，法當咽痛，而復吐利。

脉陰陽俱緊，爲少陰傷寒，法當無汗；反汗出者，陽虚不固也，故云亡陽。以無陽陰獨，是屬少陰。《内經》曰：邪客少陰之絡，令人嗌痛，不可内食。少陰寒甚，是當咽痛而復吐利。

少陰病，咳而下利讝語者，被火氣劫故也，小便必難，以强責少陰汗也。

咳而下利，裏寒而亡津液也，反以火劫，强責少陰汗者，津液内竭，加火氣煩之，故讝語、小便難也。

少陰病，脉細沉數，病爲在裏，不可發汗。

少陰病，始得之，反發熱脉沉者，爲邪在經，可與麻黄附子細辛湯發汗。此少陰病，脉細沉數，爲病在裏，故不可發汗。

少陰病，脉微，不可發汗，亡陽故也。陽已虚，尺脉弱濇者，復不可下之。

脉微爲亡陽表虚，不可發汗；脉弱濇爲亡陽裏虚，復不可下。

少陰病脉緊，至七八日，自下利，脉暴微，手足反温，脉緊反去者，爲欲解也，雖煩下利，必自愈。

少陰病，脉緊者，寒甚也。至七八日傳經盡，欲解之時，自下利，脉暴微者，寒氣得泄也。若陰寒勝正，陽虚而泄者，則手足厥，而脉緊不去；今手足反温，脉緊反去，知陽氣復，寒氣去，故爲欲解。下利煩躁者逆；此正勝邪微，雖煩下利，必自止。

少陰病，下利，若利自止，惡寒而踡卧，手足温者，可治。

少陰病下利，惡寒，踡卧，寒極而陰勝也；利自止，手足温者，裏和陽氣得復，故爲可治。

少陰病，惡寒而踡，時自煩，欲去衣被者可治。

惡寒而踡，陰寒甚也；時時自煩，欲去衣被，爲陽氣得復，故云可治。

少陰中風，脉陽微陰浮者，爲欲愈。

少陰中風，陽脉當浮，而陽脉微者，表邪緩也；陰脉當沉，而陰脉浮者，裏氣和也。陽中有陰，陰中有陽，陰陽調和，故爲欲愈。

少陰病欲解時，從子至寅上。

陽生於子。子爲一陽，丑爲二陽，寅爲三陽，少陰解於此者，陰得陽則解也。

少陰病，吐利，手足不逆冷，反發熱者，不死。脉不至趙本注："一作足"者，灸少陰七壯。

經曰：少陰病，吐利躁煩四逆者，死；吐利，手足不厥冷者，則陽氣不衰，雖反發熱，不死。脉不至者，吐利，暴虚也，灸少陰七壯，以通其脉。

少陰病，八九日，一身手足盡熱者，以熱在膀胱，必便血也。

膀胱，太陽也。少陰太陽爲表裏。少陰病至八九日，寒邪變熱，復傳太陽。太陽爲諸陽主氣，熱在太陽，故一身手足盡熱；太陽經多血少氣，爲熱所乘，則血散下行，必便血也。

少陰病，但厥無汗，而强發之，必動其血，未知從何道出，或從口鼻，或從目出，趙本有“者”字是名下厥上竭，爲難治。

但厥無汗，熱行於裏也，而强發汗，虚其經絡，熱乘經虚，迫血妄行，從虚而出，或從口鼻，或從目出。諸厥者，皆屬於下，但厥爲下厥，血亡於上爲上竭，傷氣損血，邪甚正虚，故爲難治。

少陰病，惡寒身踡而利，手足逆冷者，不治。

《針經》曰：多熱者易已，多寒者難已。此内外寒極，純陰無陽，故云不治。

少陰病，吐利，躁煩，四逆者死。

吐利者，寒甚於裏；四逆者，寒甚於表。躁煩則陽氣欲絶，是知死矣。

少陰病，下利止而頭眩，時時自冒者死。

下利止，則水穀竭，眩冒則陽氣脱，故死。

少陰病，四逆惡寒而身踡，脉不至，不煩而躁者，死。趙本注：“一作吐利而躁逆者死”。

四逆惡寒而身踡，則寒甚。脉不至則真氣絶。煩，熱也；躁，亂也。若憒躁之躁，從煩至躁，爲熱來有漸則猶可；不煩而躁，是氣欲脱而争也，譬猶燈將滅而暴明，其能久乎。

少陰病，六七日，息高者，死。

腎爲生氣之源，呼吸之門。少陰病六七日不愈而息高者，生氣斷絶也。

少陰病，脉微細沉，但欲卧，汗出不煩，自欲吐，至五六日，自利，復煩躁，不得卧寐者，死。

陰氣方盛，至五六日傳經盡，陽氣得復則愈；反更自利，煩躁，不得卧寐，則正氣弱，陽不能復，病勝藏，故死。

少陰病，始得之，反發熱，脉沉者，麻黄附子細辛趙本作“細辛附子”湯主之。

少陰病，當無熱，惡寒；反發熱者，邪在表也。雖脉沉，以始得，則邪氣未深，亦當温劑發汗以散之。

麻黄附子細辛趙本作“細辛附子”**湯方：**

麻黄二兩，去節。甘熱　細辛二兩。辛熱　附子一枚，炮，去皮，破八片。辛熱

《内經》曰：寒淫於内，治以甘熱，佐以苦辛，以辛潤之。麻黄之甘，以解少陰之寒；細辛、附子之辛，以温少陰之經。

上三味，以水一斗，先煮麻黄，減二升，去上沫，内趙本、醫統本並有“諸”字藥，煮取三升，去滓，温服一升，日三服。

少陰病，得之二三日，麻黄附子甘草湯微發汗。以二三日無裏趙本、醫統本並無“裏”字證，故發微汗也。

二三日，邪未深也。既無吐利厥逆諸裏證，則可與麻黄附子甘草湯，微汗以散之。

麻黄附子甘草湯方：

麻黄二兩，去節　甘草二兩，炙　附子一枚，炮，去皮（趙本有"破八片"三字）

麻黄、甘草之甘，以散表寒；附子之辛，以温寒醫統本作"經"氣。

上三味，以水七升，先煮麻黄一兩沸，去上沫，内諸藥，煮取三升，去滓，温服一升，日三服。

少陰病，得之二三日以上，心中煩，不得卧，黄連阿膠湯主之。

《脉經》曰：風傷陽，寒傷陰。少陰受病，則得之於寒，二三日已上，寒極變熱之時，熱煩於内，心中煩，不得卧也。與黄連阿膠湯，扶陰散熱。

黄連阿膠湯方：

黄連四兩。苦寒　黄芩一（趙本作"二"）兩。苦寒　芍藥二兩。酸平　鷄子黄二枚。甘温　阿膠三兩（趙本注：一云三挺）。甘温

陽有餘，以苦除之，黄芩、黄連之苦，以除熱；陰不足，以甘補之，鷄黄、阿膠之甘，以補血；酸，收也，泄也，芍藥之酸，收陰氣而泄邪熱。

上五味，以水五趙本作"六"升，先煮三物，取二升，去滓，内膠烊盡，小冷，内鷄子黄，攪令相得，温服七合，日三服。

少陰病，得之一二日，口中和，其背惡寒者，當灸之，附子湯主之。

少陰客熱,則口燥舌乾而渴。口中和者,不苦不燥,是無熱也。背爲陽,背惡寒者,陽氣弱,陰氣勝也。經曰:無熱惡寒者,發於陰也。灸之,助陽消陰;與附子湯,温經散寒。

附子湯方:

附子二枚(趙本有"炮"字),破八片,去皮。辛熱　茯苓三兩。甘平　人參二兩。甘温　白术四兩。甘温　芍藥三兩。酸平

辛以散之,附子之辛以散寒;甘以緩之,茯苓、人參、白术之甘以補陽;酸以收之,芍藥之酸以扶陰。所以然者,偏陰偏陽則爲病,火欲實,水當平之,不欲偏勝也。

上五味,以水八升,煮取三升,去滓,温服一升,日三服。

少陰病,身體痛,手足寒,骨節痛,脉沉者,附子湯主之。

少陰腎水而主骨節,身體疼痛,肢冷,脉沉者,寒成醫統本作"盛"於陰也。身疼骨痛,若脉浮,手足熱,則可發汗;此手足寒,脉沉,故當與附子湯温經。

少陰病,下利便膿血者,桃花湯主之。

陽病下利便膿血者,協熱也;少陰病下利便膿血者,下焦不約而裏寒也。與桃花湯,固下散寒。

桃花湯方:

赤石脂一斤,一半全用,一半篩末。甘温　乾薑一兩。辛熱　粳米一斤(趙本、醫統本並作"升")。甘平

澀可去脱，赤石脂之澀，以固腸胃；辛以散之，乾薑之辛，以散裏寒；粳米之甘以補正氣。

上三味，以水七升，煮米令熟，去滓，温服七合，内赤石脂末，方寸匕，日三服。若一服愈，餘勿服。

少陰病，二三日至四五日，腹痛，小便不利，下利不止便膿血者，桃花湯主之。

二三日以至四五日，寒邪入裏深也。腹痛者，裏寒也；小便不利者，水穀不别也；下利不止便膿血者，腸胃虚弱下焦不固也。與桃花湯，固腸止利也。

少陰病，下痢趙本、醫統本並作"利"便膿血者，可刺。

下焦血氣留聚，腐化則爲膿血。刺之，以利下焦，宣通血氣。

少陰病，吐利，手足厥趙本作"逆"冷，煩躁欲死者，吴茱萸湯主之。趙本有"吴茱萸湯方"詳見卷五。

吐利手足厥冷，則陰寒氣甚；煩躁欲死者，陽氣内争。與吴茱萸湯，助陽散寒。

少陰病，下痢，趙本、醫統本並作"利"咽痛，胸滿心煩者，趙本無"者"字猪膚湯主之。

少陰之脉，從腎上貫肝膈，入肺中，則循喉嚨；其支别者，從肺出，絡心注胸中。邪自陽經傳於少陰，陰虚客熱，下利，咽痛、胸滿、心煩也，與猪膚湯，調陰散熱。

猪膚湯方：

猪膚一斤。甘寒

猪，水畜也，其氣先入腎。少陰客熱，是以猪膚解之。

加白蜜以潤燥除煩，白粉以益氣斷利。

上一味，以水一斗，煮取五升，去滓，加白蜜一升，白粉五合，熬香，和趙本、醫統本並有“令”字相得，温分六服。

少陰病，二三日咽痛者，可與甘草湯；不差者，趙本無“者”字與桔梗湯。

陽邪傳於少陰，邪熱爲咽痛，服甘草湯則差；若寒熱相搏爲咽痛者，服甘草湯，若不差，與桔梗湯，以和少陰之氣。

甘草湯方：

甘草二兩

上一味，以水三升，煮取一升半，去滓，温服七合，日二服。

桔梗湯方：

桔梗一兩（醫統本有“味”字）。辛甘，微温　甘草二兩（醫統本有“味”字）。甘平

桔梗辛温以散寒，甘草味甘平以除熱，甘梗相合，以調寒熱。

上二味，以水三升，煮取一升，去滓，分温趙本作“温分”再服。

少陰病，咽中傷生瘡，不能語言，聲不出者，苦酒湯主之。

熱傷於絡，則經絡乾燥，使咽中傷，生瘡，不能言語，聲不出者，與苦酒湯，以解絡熱，愈咽瘡。

苦酒湯方：

半夏洗，破，如棗核大（趙本無“大”字）十四枚。辛温　鷄子一枚，去黄，内上苦酒著鷄子殻中。甘微寒

辛以散之，半夏之辛，以發聲音；醫統本作“音聲”甘以緩之，鷄子之甘，以緩咽痛；酸以收之，苦酒之酸，以斂咽瘡。

上二味，内半夏，著苦酒中，以鷄子殻，置刀鐶趙本作“環”中，安火上，令三沸，去滓，少少含咽之。不差，更作三劑。

少陰病咽中痛，半夏散及湯主之。

甘草湯，主少陰客熱咽痛；桔梗湯，主少陰寒熱相摶咽痛；半夏散及湯，主少陰客寒咽痛也。

半夏散及湯方：

半夏洗。辛温　桂枝去皮。辛熱　甘草炙。甘平。以上各等分

《内經》曰：寒淫所勝，平以辛熱，佐以甘苦。半夏、桂枝之辛，以散經寒；甘草之甘，以緩正氣。

已上三味，趙本作“右三味等分”各别搗篩已，合治之，白飲和，服方寸匕，日三服。若不能散服者，以水一升，煎七沸，内散兩方寸匕，更煎趙本作“煮”三沸，下火令小冷，少少咽之。趙本有“半夏有毒，不當散服”二句。

少陰病，下利，白通湯主之。

少陰主水。少陰客寒，不能制水，故自利也。白通湯温裏散寒。

白通湯方：

葱白四莖。辛温　乾薑一兩。辛熱　附子一枚，生用（趙本無“用”字），去皮，破八片。辛熱

《内經》曰：腎苦燥，急食辛以潤之。葱白之辛，以通陽氣；薑附之辛，以散陰寒。

上三味，以水三升，煮取一升，去滓，分温再服。

少陰病，下利脉微者，與白通湯；利不止，厥逆無脉，乾嘔煩者，白通加猪膽汁湯主之。服湯脉暴出者死，微續者生。

少陰病，下利，脉微，爲寒極陰勝，與白通湯復陽散寒。服湯利不止，厥逆無脉，乾嘔煩者，寒氣太甚，内爲格拒，陽氣逆亂也，與白通湯加猪膽汁湯以和之。《内經》曰：逆而從之，從而逆之。又曰：逆者正治，從者反治。此之謂也。服湯脉暴出者，正氣因發泄而脱也，故死；脉微續者，陽氣漸復也，故生。

白通加猪膽汁趙本、醫統本並有“湯”字**方：**

葱白四莖　乾薑一兩　附子一枚，生，去皮，破八片　人尿五合。鹹寒　猪膽汁一合。苦寒

《内經》曰：若調寒熱之逆，冷熱必行，則熱物冷服，下嗌之後，冷體既消，熱性便發，由是病氣隨愈，嘔噦皆除，情且不違，而致大益。此和人尿、猪膽汁鹹苦寒物於白通湯熱劑中，要其氣相從，則可以去格拒之寒也。

已上三趙本作“右五”味，以水三升，煮取一升，去滓，内膽汁、人尿，和令相得，分温再服，若無膽亦

可用。

少陰病,二三日不已,至四五日,腹痛,小便不利,四肢沉重疼痛,自下利者,此爲有水氣,其人或咳,或小便利,或下利,或嘔者,真武湯主之。

少陰病二三日,則邪氣猶淺,至四五日邪氣已深。腎主水,腎病不能制水,水飲停爲水氣。腹痛者,寒濕内甚也;四肢沉重疼痛,寒濕外甚也;小便不利,自下利者,濕勝而水穀不别也。《内經》曰:濕勝則濡泄。與真武湯,益陽氣散寒濕。

真武湯方:

茯苓三兩。甘平　芍藥三兩。酸平　生薑三兩,切。辛温　白术二兩。甘温　附子一枚,炮,去皮,破八片。辛熱

脾惡濕,甘先入脾。茯苓、白术之甘,以益脾逐水。寒淫所勝,平以辛熱;濕淫所勝,佐以酸平。附子、芍藥、生薑之酸辛,以温經散濕。

上五味,以水八升,煮取三升,去滓,温服七合,日三服。

後加减法:趙本無"後加减法"四字。

若咳者,加五味趙本、醫統本並有"子"字半升,細辛、乾薑各一兩。趙本作"細辛一兩,乾薑一兩"。

氣逆咳者,五味子之酸,以收逆氣。水寒相搏則咳,細辛、乾薑之辛,以散水寒。

若小便利者,去茯苓。

小便利,則無伏水,故去茯苓。

若下利者，去芍藥，加乾薑二兩。

芍藥之酸泄氣，乾薑之辛散寒。

若嘔者，去附子，加生薑，足前成趙本作“爲”半斤。

氣逆則嘔，附子補氣，生薑散氣。《千金》曰：嘔家多服生薑。此爲嘔家聖藥。

少陰病，下利清穀，裏寒外熱，手足厥逆，脉微欲絶，身反不惡寒，其人面赤色，趙本作“色赤”或腹痛，或乾嘔，或咽痛，或利止，脉不出者，通脉四逆湯主之。

下利清穀，手足厥逆，脉微欲絶，爲裏寒；身熱，不惡寒，面色赤爲外熱。此陰甚於内，格陽於外，不相通也，與通脉四逆湯，散陰通陽。

通脉四逆湯方：

甘草二兩，炙　附子大者一枚，生用，去皮，破八片　乾薑三兩，强人可四兩

上三味，以水三升，煮取一升二合，去滓，分温再服。其脉即出者愈。

面色赤者，加葱九莖。

葱味辛，以通陽氣。

腹中痛者，去葱，加芍藥二兩。

芍藥之酸，通寒利。腹中痛，爲氣不通也。

嘔者，加生薑二兩。

辛以散之，嘔爲氣不散也。

咽痛者，去芍藥，加桔梗一兩。

咽中如結，加桔梗則能散之。

利止脉不出者，去桔梗，加人參二兩。趙本有"病皆與方相應者，乃服之"十字。

利止脉不出者，亡血也，加人參以補之。經曰：脉微而利，亡血也。四逆加人參湯主之，脉熊校記：□病皆與方相應者，乃可服之。汪本病上增脉字。按舊鈔本趙本，此二句皆屬正文，直接加人參二兩句下，惟乃下無可字，計凡十字，並非成氏注語也。元人開版時漏寫，隨改作小字，添入夾行，特於上空格以區别之，初無缺字病皆與方相應者，乃可服之。

少陰病，四逆，其人或咳，或悸，或小便不利，或腹中痛，或泄利下重者，四逆散主之。

四逆者，四肢不温也。傷寒邪在三陽，則手足必熱；傳到太陰，手足自温；至少陰則邪熱漸深，故四肢逆而不温也；及至厥陰，則手足厥冷，是又甚於逆。四逆散以散傳陰之熱也。

四逆散方：

甘草炙。甘平　枳實破，水漬炙乾。苦寒　柴胡苦寒　芍藥酸微寒

《内經》曰：熱淫於内，佐以甘苦，以酸收之，以苦發之。枳實、甘草之甘苦，醫統本作"苦甘"以泄裏熱；芍藥之酸，以收陰氣；柴胡之苦，以發表熱。

上四味，各十分，搗篩，白飲和，服方寸匕，日三服。

咳者，加五味子、乾薑各五分，並主下痢。趙本、醫統本並作"利"。

肺寒氣逆則咳。五味子之酸，收逆氣；乾薑之辛，散

肺寒。並主下痢者，肺與大腸爲表裏，上咳下痢，治則頗同。

悸者，加桂枝五分。

悸者，氣虚而不能通行，心下築築然悸動也。桂，猶圭也。引導陽氣，若熱熊校記：若執以使，汪本執改熱，於義不通。按注意，言加桂以導陽，猶之執圭以爲使，故上言桂猶圭也，此執字即根圭字來，使謂去聲，明桂爲散中之佐使藥，主引導也以使。

小便不利者，加茯苓五分。

茯苓味甘而淡，用以滲泄。

腹中痛者，加附子一枚，炮令坼。

裏虚遇邪則痛，加附子以補虚。

泄利下重者，先以水五升，煮薤白三升，煮取三升，去滓，以散三方寸匕，内湯中，煮取一升半，分温再服。

泄利下重者，下焦氣滯也，加薤白以泄氣滯。

少陰病，下利六七日，咳而嘔渴，心煩，不得眠者，猪苓湯主之。趙本有“猪苓湯方”，詳見卷五。

下利不渴者，裏寒也。經曰：自利不渴者，屬太陰，以其藏寒故也。此下利嘔渴，知非裏寒；心煩不得眠，知協熱也。與猪苓湯滲泄小便，分别水穀。經曰：復不止，當利其小便。此之謂歟？

少陰病，得之二三日，口燥咽乾者，急下之，宜大承氣湯。趙本有“大承氣湯方”，詳見卷五。

傷寒傳經五六日，邪傳少陰，則口燥舌乾而渴，爲邪漸深也。今少陰病得之二三日，邪氣未深入之時，便作口燥咽乾者，是邪熱已甚，腎水乾也，急與大承氣湯下之，以全腎也。

少陰病，自利清水，色純青，心下必痛，口乾燥者，急趙本作"可"下之，宜大承氣湯。趙本注："一法用大柴胡"。

少陰，腎水也。青，肝色也。自利色青，爲肝邪乘腎。《難經》曰：從前來者爲實邪。以腎藴實邪，必心下痛，口乾燥也，與大承氣湯以下實邪。

少陰病，六七日，腹脹不大便者，急下之，宜大承氣湯。

此少陰入府也，六七日，少陰之邪入府之時，陽明内熱壅甚，腹滿，不大便也。陽明病，土勝腎水則乾，急與大承氣湯下之，以救腎水。

少陰病，脉沉者，急温之，宜四逆湯。趙本有"四逆湯方"，詳見卷二。

既吐且利，小便復利，而大汗出，下利清穀，内寒外熱，脉微欲絶者，不云急温；此少陰病脉沉而云急温者，彼雖寒甚，然而證已形見於外，治之則有成法；此初頭脉沉，未有形證，不知邪氣所之，將發何病，是急與四逆湯温之。

少陰病，飲食入口則吐，心中温温欲吐，復不能吐，始得之，手足寒，脉弦遲者，此胸中實，不可下也，當吐之。若膈上有寒飲，乾嘔者，不可吐也，急趙本作"當"温之，宜四逆湯。

傷寒表邪傳裏，至於少陰。少陰之脉，從肺出，絡心注胸中。邪既留於胸中而不散者，飲食入口則吐，心中温温欲吐，陽氣受於胸中，邪既留於胸中，則陽氣不得宣發於外，是以始得之，手足寒，脉弦遲，此是胸中實，不可下，而當吐。其膈上有寒飲，亦使人心中温温而手足寒，吐則物出，嘔則物不出，吐與嘔别焉。胸中實，則吐而物出；若膈上有寒飲，則但乾嘔而不吐也，此不可吐，可與四逆湯以温其膈。

少陰病，下利，脉微澀，嘔而汗出，必數更衣；反少者，當温其上灸之。趙本注："《脉經》云：灸厥陰，可五十壯"。

脉微爲亡陽，澀爲亡血。下利嘔而汗出，亡陽亡血也。津液不足，裏有虚寒，必數更衣；反少者，温其上，以助其陽也，灸之以消其陰。

辨厥陰病脉證並治法第十二

厥陰之爲病，消渴，氣上撞心，心中疼熱，飢而不欲食，食則吐蛔，下之利不止。

邪傳厥陰，則熱已深也。邪自太陽傳至太陰，則腹滿而嗌乾，未成渴也；邪至少陰者，口燥舌乾而渴，未成消也；至厥陰成消渴者，熱甚能消水故也。飲水多而小便少者，謂之消渴。木生於火，肝氣通心，厥陰客熱，氣上撞心，心中疼熱。傷寒六七日，厥陰受病之時，爲傳經盡，則當入府，胃虚客熱，飢不欲食，蛔在胃中，無食則動，聞食嗅醫統本作"臭"而出，得食吐蛔，此熱在厥陰經也。若便下之，虚其胃氣，厥陰木邪相乘，必吐下不止。

厥陰中風，脉微浮，爲欲愈；不浮，爲未愈。

經曰：陰病見陽脉而生，浮者陽也。厥陰中風，脉微浮，爲邪氣還表，向汗之時，故云欲愈。

厥陰病，欲解時，從寅趙本、醫統本並作"丑"至卯上。

厥陰，木也，王於卯丑寅，向王，故爲解時。

厥陰病，渴欲飲水者，少少與之，愈。

邪至厥陰，爲傳經盡，欲汗之時，渴欲得水者，少少與之，胃氣得潤則愈。

諸四逆厥者，不可下之，虚家亦然。

四逆者，四肢不温也。厥者，手足冷也。皆陽氣少而陰氣多，故不可下，虚家亦然。下之是爲重虚，《金匱玉函》曰：虚者十補，勿一瀉之。

傷寒先厥，後發熱而利者，必自止。見厥復利。

陰氣勝，則厥逆而利；陽氣復，則發熱，利必自止。見厥，則陰氣還勝而復利也。

傷寒始發熱，六日，厥反九日而利。凡厥利者，當不能食，今反能食者，恐爲除中，趙本注："一云消中"食以索餅，不發熱者，知胃氣尚在，必愈，恐暴熱來出而復去也。後三趙本無"三"字日脉之，其熱續在者，期之旦日夜半愈。所以然者，本發熱六日，厥反九日，復

發熱三日，並前六日，亦爲九日，與厥相應，故期之旦日夜半愈。後三日脉之而脉數，其熱不罷者，此爲熱氣有餘，必發癰膿也。

始發熱，邪在表也。至六日，邪傳厥陰，陰氣勝者，作厥而利，厥反九日，陰寒氣多，當不能食，而反能食者，恐爲除中。除，去也；中，胃氣也。言邪氣太甚，除去胃氣，胃欲引食自救，故暴能食，此欲勝也。食以索餅試之，若胃氣絶，得麪則必發熱；若不發熱者，胃氣尚在也。恐是寒極變熱，因暴熱來而復去，使之能食，非除中也。《金匱要略》曰：病人素不能食，而反暴思之，必發熱。後三日脉之，其熱續在者，陽氣勝也，期之旦日夜半愈；若旦日不愈，後三日脉數而熱不罷者，爲熱氣有餘，必發癰膿。經曰：數脉不時，則生惡瘡。

傷寒脉遲，六七日，而反與黄芩湯徹其熱。脉遲爲寒，今與黄芩湯，復除其熱，腹中應冷，當不能食；今反能食，此名除中，必死。

傷寒脉遲，六七日，爲寒氣已深，反與黄芩湯寒藥，兩寒相搏，腹中當冷，冷不消穀，則不能食；反能食者，除中也。四時皆以胃氣爲本，胃氣已絶，故云必死。

傷寒先厥後發熱，下利必自止，而反汗出，咽中痛者，其喉爲痹。發熱無汗而利必自止，若不止，必便膿血。便膿血者，其喉不痹。

傷寒先厥而利，陰寒氣勝也。寒極變熱後發熱，下利必自止，而反汗出，咽中痛，其喉爲痹者，熱氣上行也。發熱無汗而利必自止,利不止,必便膿血者,熱氣下行也。熱氣下而不上,其喉亦不痹也。

傷寒一二日,至四五日而趙本無“而”字厥者,必發熱,前熱者,後必厥,厥深者,熱亦深,厥微者,熱亦微,厥應下之,而反發汗者,必口傷爛赤。

前厥後發熱者,寒極生熱也;前熱後厥者,陽氣内陷也;厥深熱深;厥微熱微,隨陽氣陷之深淺也。熱之伏深,必須下去之,反發汗者,引熱上行,必口傷爛赤。《内經》曰:火氣内發,上爲口糜。

傷寒病,厥五日,熱亦五日,設六日當復厥,不厥者,自愈。厥終不過五日,以熱五日,故知自愈。

陰勝則厥,陽勝則熱。先厥五日爲陰勝,至六日陽復勝,熱亦五日,後復厥者,陰復勝;若不厥爲陽全勝,故自愈。經曰:發熱四日,厥反三日,復熱四日,厥少熱多,其病爲愈。

凡厥者,陰陽氣不相順接,便爲厥。厥者,手足逆冷趙本有“者”字是也。

手之三陰三陽,相接於手十指;足之三陰三陽,相接於足十指。陽氣内陷,陽不與陰相順接,故手足爲之厥冷也。

傷寒,脉微而厥,至七八日,膚冷,其人躁,無暫安時者,此爲藏厥,非爲趙本無“爲”字蚘厥也。蚘厥者,其人當吐蚘。令《玉函經》作“今”病者静,而復時煩,趙本有“者”字此爲藏寒。蚘上入趙本有“其”字膈,故煩,須臾

復止，得食而嘔，又煩者，蛔聞食臭出，其人當趙本作“常”自吐蛔。蛔厥者，烏梅丸主之。又主久利方。趙本無“方”字。

藏厥者死，陽氣絶也。蛔厥，雖厥而煩，吐蛔已則静，不若藏厥而躁無暫安時也。病人藏寒胃虚，蛔動上膈，聞食臭出，因而吐蛔，與烏梅丸，温藏安蟲。

烏梅丸方：

烏梅三百個（趙本作“枚”）。味酸温　細辛六兩。辛熱　乾薑十兩。辛熱　黄連一斤（趙本作“十六兩”）。苦寒　當歸四兩。辛温　附子六兩，炮（趙本有“去皮”二字）。辛熱　蜀椒四兩，去子（趙本作“出汗”，醫統本作“去汗”）。辛熱　桂枝六兩（趙本有“去皮”二字）。辛熱　人参六兩。甘温　黄柏六兩。苦寒

肺主氣，肺欲收，急食酸以收之，烏梅之酸，以收肺氣；脾欲緩，急食甘以緩之，人参之甘，以緩脾氣；寒淫於内，以辛潤之，以苦堅之，當歸、桂、椒、細辛之辛，以潤内寒；寒淫所勝，平以辛熱，薑、附之辛熱，以勝寒；蛔得甘則動，得苦則安，黄連、黄柏之苦，以安蛔。

上十味，異擣篩，合治之，以苦酒漬烏梅一宿，去核，蒸之五升趙本作“斗”米下，飯熟，擣成泥，和藥令相得，内臼中，與蜜，杵二千下，丸如梧桐子大，先食飲，服十丸，日三服，稍加至二十丸。禁生冷、滑物、臭食等。

傷寒，熱少厥微，指趙本注：“一作稍”頭寒，默默趙本

作“嘿嘿”不欲食，煩躁數日，小便利，色白者，此熱除也，欲得食，其病爲愈；若厥而嘔，胸脅煩滿者，其後必便血。

指頭寒者，是厥微熱少也；默默不欲食煩躁者，邪熱初傳裏也；數日之後，小便色白，裏熱去，欲得食，爲胃氣已和，其病爲愈。厥陰之脉，挾胃貫膈，布脅肋。厥而嘔，胸脅煩滿者，傳邪之熱，甚於裏也。厥陰肝主血，後數日熱不去，又不得外泄，迫血下行，必致便血。

病者手足厥冷，言我不結胸，小腹滿，按之痛者，此冷結在膀胱關元也。

手足厥不結胸者，無熱也；小腹滿，按之痛，下焦冷結也。

傷寒發熱四日，厥反三日，復熱四日，厥少熱多，趙本有“者”字其病當愈。四日至七日，熱不除者，其後趙本無“其後”二字必便膿血。

先熱後厥者，陽氣邪傳裏也。發熱爲邪氣在表。至四日後厥者，傳之陰也。後三日復傳陽經，則復熱。厥少則邪微，熱多爲陽勝，其病爲愈。至七日傳經盡，熱除則愈；熱不除者，爲熱氣有餘，内搏厥陰之血，其後必大便膿血。

傷寒厥四日，熱反三日，復厥五日，其病爲進，寒多熱少，陽氣退，故爲進也。

傷寒陰勝者先厥，至四日邪傳裏，重陰必陽却，熱三日，七日傳經盡，當愈。若不愈而復厥者，傳作再經，至四日則當復熱；若不復熱，至五日厥不除者，陰勝於陽，其病進也。

傷寒六七日，脉微，手足厥冷，煩躁，灸厥陰，厥不還者，死。

傷寒六七日，則正氣當復，邪氣當罷，脉浮身熱爲欲解；若反脉微而厥，則陰勝陽也。煩躁者，陽虚而争也。灸厥陰，以復其陽；厥不還，則陽氣已絶，不能復正而死。

傷寒發熱，下利，厥逆，躁不得卧者，死。

傷寒發熱，邪在表也；下利厥逆，陽氣虚也；躁不得卧者，病勝藏也。故死。

傷寒發熱，下利至甚，厥不止者，死。

《金匱要略》曰：六府氣絶於外者，手足寒；五藏氣絶於内者，利下不禁。傷寒發熱，爲邪氣獨甚，下利至甚，厥不止，爲府藏氣絶，故死。

傷寒六七日，不利，便發熱而利，其人汗出不止者，死。有陰無陽故也。

傷寒至七日，爲邪正争之時，正勝則生，邪勝則死。始不下利，而暴忽發熱，下利汗出不止者，邪氣勝，正陽氣脱也，故死。

傷寒五六日，不結胸，腹濡，脉虚，復厥者，不可下，此爲趙本無“爲”字亡血，下之死。

傷寒五六日，邪氣當作裏實之時。若不結胸，而腹濡者，裏無熱也；脉虚者，亡血也；復厥者，陽氣少也。不可下，下之爲重虚，故死。《金匱玉函》曰：虚者重瀉，真氣乃絶。

發熱而厥,七日,下利者,爲難治。

發熱而厥,邪傳裏也。至七日傳經盡,則正氣勝邪,當汗出而解,反下利,則邪氣勝,裏氣虚,則爲難治。

傷寒脉促,趙本注:"一作縱"手足厥逆者,趙本無"者"字可灸之。

脉促,則爲陽虚不相續;厥逆,則爲陽虚不相接。灸之,以助陽氣。

傷寒脉滑而厥者,裏有熱也,趙本無"也"字白虎湯主之。趙本有"白虎湯方"詳見卷四。

滑爲陽厥,氣内陷,是裏熱也,與白虎湯以散裏熱也。

手足厥寒,脉細欲絶者,當歸四逆湯主之。

手足厥寒者,陽氣外虚,不温四末;脉細欲絶者,陰血内弱,脉行不利。與當歸四逆湯,助陽生陰也。

當歸四逆湯方:

當歸三兩。辛温　桂枝三兩(趙本有"去皮"二字)。辛熱　芍藥三兩。酸寒　細辛三兩。辛熱　大棗二十五個(趙本作"枚擘,一法十二枚")。甘温　甘草二兩,炙。甘平　通草二兩。甘平

《内經》曰:脉者,血之府也。諸血者,皆屬心。通脉者,必先補心益血。苦先入醫統本有"於"字心,當歸之苦,以助心血;心苦緩,急食酸以收之,芍藥之酸,以收心氣;肝苦急,急食甘以緩之,大棗、甘草、通草之甘,以緩陰血。

上七味,以水八升,煮取三升,去滓,温服一升,

日三服。

若其人内有久寒者，宜當歸四逆加吴茱萸生薑湯主之。趙本無“主之”二字。趙本有“當歸四逆加吴茱萸生薑湯方”，詳見卷十。

茱萸辛温，以散久寒；生薑辛温，以行陽氣。

大汗出，熱不去，内拘急，四肢疼，又下利，厥逆而惡寒者，四逆湯主之。趙本有“四逆湯方”，詳見卷二。

大汗出，則熱當去；熱反不去者，亡陽也。内拘急下利者，寒甚於裏。四肢疼，厥逆而惡寒者，寒甚於表。與四逆湯，復陽散寒。

大汗，若大下利而厥冷者，四逆湯主之。

大汗，若大下利，内外雖殊，其亡津液、損陽氣則一也。陽虚陰勝，故生厥逆，與四逆湯，固陽退陰。

病人手足厥冷，脉乍緊者，邪結在胸中。心中趙本、醫統本並作“下”滿而煩，飢不能食者，病在胸中，當須吐之，宜瓜蒂散。趙本有“瓜蒂散方”，詳見卷四。

手足厥冷者，邪氣内陷也。脉緊牢者，爲實；邪氣入府，則脉沉。今脉乍緊，知邪結在胸中爲實，故心下滿而煩，胃中無邪則喜飢，以病在胸中，雖飢而不能食，與瓜蒂散，以吐胸中之邪。

傷寒厥而心下悸者，趙本無“者”字宜先治水，當服茯苓甘草湯，却治其厥；不爾，水漬入胃，必作利也。趙本有“茯苓甘草湯方”，詳見卷三。

《金匱要略》曰：水停心下，甚者則悸。厥雖寒勝，然以心下悸，爲水飲内甚，先與茯苓甘草湯，治其水，而後治其厥；若先治厥，則水飲浸漬入胃，必作下利。

傷寒六七日，大下後，寸脉沉而遲，手足厥逆，下部脉不至，咽喉不利，唾膿血，泄利不止者，爲難治。麻黄升麻湯主之。

傷寒六七日，邪傳厥陰之時。大下之後，下焦氣虚，陽氣内陷，寸脉遲而手足厥逆，下部脉不至。厥陰之脉，貫膈上注肺，循喉嚨。在厥陰隨經射肺，因亡津液，遂成肺痿，咽喉不利而唾膿血也。《金匱要略》曰：肺痿之病，從何得之，被快藥下利，重亡津液，故得之。若泄利不止者，爲裏氣大虚，故云難治。與麻黄升麻湯，以調肝肺之氣。

麻黄升麻湯方：

麻黄二兩半，去節。甘温　升麻一兩一分。甘平　當歸一兩一分。辛温　知母苦寒　趙本作“十八銖”　黄芩苦寒　趙本作“十八銖”　萎蕤各十八銖（趙本注：“一作菖蒲”）甘平　石膏碎，綿裹。甘寒（趙本作“六銖”）　白术甘温　乾薑辛熱　趙本作“六銖”　芍藥酸平　趙本作“六銖”　天門冬去心。甘平　趙本作“六銖”　桂枝辛熱（趙本有“六銖，去皮”四字）　茯苓甘平　趙本作“六銖”　甘草炙　各（趙本無“各”字）六銖　甘平

《玉函》曰：大熱之氣，寒以取之；甚熱之氣，以汗發之。麻黄、升麻之甘，以發浮熱；正氣虚者，以辛潤之，當歸、桂、薑之辛以散寒；上熱者，以苦泄之，知母、黄芩之苦，凉心去熱；津液少者，以甘潤之，茯苓、白术之甘，緩脾

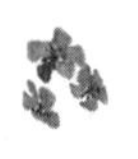

生津；肺燥氣熱，以酸收之，以甘緩之，芍藥之酸，以斂逆氣，萎蕤、醫統本有“天”字門冬、石膏、甘草之甘，潤肺除熱。

上十四味，以水一斗，先煮麻黄一兩沸，去上沫，内諸藥，煮取三升，去滓，分温三服，相去如炊三斗米頃，令盡，汗出愈。

傷寒四五日，腹中痛，若轉氣下趣少腹者，此欲自利也。

傷寒四五日，邪氣傳裏之時。腹中痛，轉氣下趣少腹者，裏虚遇寒，寒氣下行，欲作自利也。

傷寒本自寒下，醫復吐下之，寒格，更逆吐下；若食入口即吐，乾薑黄連黄芩趙本作“黄芩黄連”人參湯主之。

傷寒邪自傳表，爲本自寒下，醫反吐下，損傷正氣，寒氣内爲格拒。經曰：格則吐逆。食入口即吐，謂之寒格，更復吐下，則重虚而死，是更逆吐下，與乾薑黄連黄芩人參湯以通寒格。

乾薑黄連黄芩趙本作“黄芩黄連”**人參湯方：**

乾薑辛熱　黄連苦寒　黄芩苦寒　人參各三兩。甘温

辛以散之，甘以緩之，乾薑、人參之甘辛，以補正氣；苦以泄之，黄連、黄芩之苦，以通寒格。

上四味，以水六升，煮取二升，去滓，分温再服。

下利，有微熱而渴，脉弱者，今自愈。

下利陰寒之疾，反大熱者逆。有微熱而渴，裏氣方温也。經曰：諸弱發熱，脉弱者，陽氣得復也，今必自愈。

下利，脉數，有微熱汗出，今自愈；設復緊，爲未解。趙本注："一云：設脉浮復緊"。

下利，陰病也。脉數，陽脉也。陰病見陽脉者生，微熱汗出，陽氣得通也，利必自愈。諸緊爲寒，設復脉緊，陰氣猶勝，故云未解。

下利，手足厥冷無脉者，灸之不温，若脉不還，反微喘者，死。

下利，手足厥逆無脉者，陰氣獨勝，陽氣大虚也。灸之，陽氣復，手足温而脉還，爲欲愈；若手足不温，脉不還者，陽已絶也，反微喘者，陽氣脱也。

少陰負趺陽者，爲順也。

少陰腎水；趺陽脾土。下利，爲腎邪干脾，水不勝土，則爲微邪，故爲順也。

下利，寸脉反浮數，尺中自澀者，必清膿血。

下利者，脉當沉而遲，反浮數者，裏有熱也。澀爲無血，尺中自澀者，腸胃血散也，隨利下，必便膿血。清與圊通，《脉經》曰：清者厠也。

下利清穀，不可攻表，汗出，必脹滿。

下利者，脾胃虚也。胃爲津液之主，發汗亡津液，則胃氣愈虚，必脹滿。

下利，脉沉弦者，下重也；脉大者，爲未止；脉微弱數者，爲欲自止，雖發熱不死。

沉爲在裏，弦爲拘急，裏氣不足，是主下重；大則病進，此利未止；脉微弱數者，邪氣微而陽氣復，爲欲自止，雖發熱止由陽勝,非大逆也。

下利,脉沉而遲,其人面少赤,身有微熱,下利清穀者,必鬱冒,汗出而解,病人必微厥。所以然者,其面戴陽,下虚故也。

下利清穀,脉沉而遲,裏有寒也。面少赤,身有微熱,表未解也。病人微厥,《針經》曰:下虚則厥。表邪欲解,臨汗之時,以裏先虚,必鬱冒,然後汗出而解也。

下利,脉數而渴者,今自愈;設不差,必清膿血,以有熱故也。

經曰:脉數不解,而下不止,必協熱便膿血也。

下利後脉絶,手足厥冷,晬時脉還,手足温者生,脉不還者死。

下利後,脉絶,手足厥冷者,無陽也。晬時,周時也。周時厥愈,脉出,爲陽氣復則生;若手足不温,脉不還者,爲陽氣絶則死。

傷寒下利,日十餘行,脉反實者死。

下利者,裏虚也。脉當微弱反實者,病勝藏也,故死。《難經》曰:脉不應病,病不應脉,是爲死病。

下利清穀,裏寒外熱,汗出而厥者,通脉四逆湯主之。趙本有"通脉四逆湯方",詳見卷六。

下利清穀,爲裏寒;身熱不解爲外熱。汗出陽氣通行於外,則未當厥;其汗出而厥者,陽氣大虚也,與通脉四逆湯,以固陽氣。

熱利下重者,白頭翁湯主之。

利則津液少，熱則傷氣，氣虛下醫統本作“不”利，致後重也。與白頭翁湯，散熱厚腸。

白頭翁湯方：

白頭翁二兩。苦寒　黄柏苦寒　黄連苦寒　秦皮各三兩。苦寒

《内經》曰：腎欲堅，急食苦以堅之。利則下焦虚，是以純苦之劑堅之。

上四味，以水七升，煮取二升，去滓，温服一升；不愈，更服一升。

下利，腹脹滿，身體疼痛者，先温其裏，乃攻其表。温裏趙本、醫統本並有“宜”字四逆湯；攻表趙本、醫統本並有“宜”字桂枝湯。趙本云：“四逆湯”用前第五方，又有“桂枝湯方”詳見卷二。

下利腹滿者，裏有虚寒，先與四逆湯温裏；身疼痛，爲表未解，利止裏和，與桂枝湯攻表。

下利，欲飲水者，以有熱故也，白頭翁湯主之。

自利不渴，爲藏寒，與四逆醫統本有“湯”字以温藏；下利飲水爲有熱，與白頭翁湯以凉中。

下利，讝語者，有燥屎也，宜小承氣湯。趙本有“小承氣湯方”，詳見卷五。

經曰：實則讝語。有燥屎爲胃實，下利爲腸虚，與小承氣湯以下燥屎。

下利後更煩，按之心下濡者，爲虚煩也，宜梔子豉湯。趙本有“梔子豉湯方”，詳見卷三。

下利後不煩，爲欲解；若更煩而心下堅者，恐爲穀煩。此煩而心下濡者，是邪熱乘虛，客於胸中，爲虛煩也，與梔子豉湯，吐之則愈。

嘔家有癰膿者，不可治，嘔膿盡自愈。

胃脘有癰，則嘔而吐膿，不可治嘔，得膿盡，嘔亦醫統本作"即"自愈。

嘔而脉弱，小便復利，身有微熱見厥者難治。四逆湯主之。

嘔而脉弱，爲邪氣傳裏。嘔則氣上逆，而小便當不利；小便復利者，裏虛也。身有微熱見厥者，陰勝陽也，爲難治。與四逆湯溫裏助陽。

乾嘔，吐涎沫，頭痛者，吴茱萸湯主之。趙本有"吴茱萸湯方"，詳見卷五。

乾嘔，吐涎沫者，裏寒也；頭痛者，寒氣上攻也。與吴茱萸湯溫裏散寒。

嘔而發熱者，小柴胡湯主之。趙本有"小柴胡湯方"，詳見卷三。

經曰：嘔而發熱者，柴胡證具。

傷寒大吐大下之，極虛，復極汗出趙本無"出"字者，以趙本無"以"字其人外氣怫鬱，復與之水，以發其汗，因得噦。所以然者，胃中寒冷故也。

大吐大下，胃氣極虛，復極發汗，又亡陽氣。外邪怫鬱於表，則身熱，醫與之水，以發其汗，胃虛得水，虛寒相搏成噦也。

傷寒，噦而腹滿，視其前後，知何部不利，利之則趙本作“即”愈。

噦而腹滿，氣上而不下也。視其前後部，有不利者即利之，以降其氣。前部，小便也；後部，醫統本有“者”字大便也。

釋　音

踡音拳，不伸也

憤扶粉切，懣也

撞宅江切，擊也

惡濕上烏路切，恥也，憎也

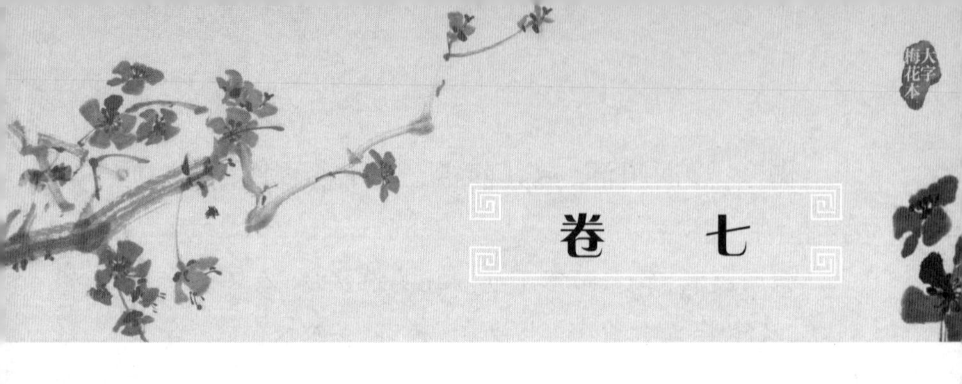

辨霍亂病脉證並治法第十三

問曰:病有霍亂者何?答曰:嘔吐而利,名曰霍亂。趙本作“此名霍亂”。

三焦者,水穀之道路。邪在上焦,則吐而不利;邪在下焦,則利而不吐;邪在中焦,則既吐且利。以飲食不節,寒熱不調,清濁相干,陰陽乖隔,遂成霍亂。輕者,止曰吐利;重者,揮霍繚亂,名曰霍亂。

問曰:病發熱,頭痛,身疼,惡寒,吐利者,此屬何病?答曰:此名霍亂。趙本有“霍亂”二字自吐下,又利止,復更發熱也。

發熱,頭痛,身疼,惡寒者,本是傷寒,因邪入裏,傷於脾胃,上吐下利,令爲霍亂。利止裏和,復更發熱者,還是傷寒,必汗出而解。

傷寒,其脉微澀者,本是霍亂,今是傷寒,却四五日,至陰經上,轉入陰必利,本嘔下利者,不可治也。

欲似大便而反失氣，仍不利者，趙本有“此”字屬陽明也，便必鞕，十三日愈，所以然者，經盡故也。

微爲亡陽，澀爲亡血。傷寒脉微澀，則本是霍亂，吐利亡陽、亡血，吐利止，傷寒之邪未已，還是傷寒，却四五日邪傳陰經之時，裏虚遇邪，必作自利，本嘔者，邪甚於上，又利者，邪甚於下，先霍亂裏氣大虚，又傷寒之邪，再傳爲吐利，是重虚也，故爲不治。若欲似大便，而反失氣仍不利者，利爲虚，不利爲實，欲大便而反失氣，裏氣熱也，此屬陽明，便必鞕也。十三日愈者，傷寒六日，傳遍三陰三陽，後六日再傳經盡，則陰陽之氣和，大邪之氣去而愈也。

下利後，當便鞕，鞕則能食者愈；今反不能食，到後經中，頗能食，復過一經能食，過之一日，當愈。不愈者，不屬陽明也。

下利後，亡津液，當便鞕。能食爲胃和，必自愈；不能食者，爲未和。到後經中，爲復過一經，言七日後再經也。頗能食者，胃氣方和，過一日當愈。不愈者，暴熱使之能食，非陽明氣和也。

惡寒脉微，而復利，利止，亡血也，四逆加人參湯主之。趙本有“四逆加人參湯方”，詳見卷十。

惡寒脉微而利者，陽虚陰勝也，利止則津液内竭，故云亡血。《金匱玉函》曰：水竭則無血，與四逆湯温經助陽，加人參生津液益血。

霍亂，頭痛，發熱，身疼痛，熱多欲飲水者，五苓

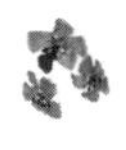

散主之；寒多不用水者，理中丸主之。趙本有“五苓散方”，詳見卷三。

頭痛發熱，則邪自風寒而來。中焦爲寒熱相半之分，邪稍高者，居陽分，則爲熱，熱多欲飲水者，與五苓散以散之；邪稍下者，居陰分，則爲寒，寒多不用水者，與理中丸温之。

理中丸方：

人參甘温　甘草炙。甘平　白术甘温　乾薑已上（趙本無此二字）各三兩。辛熱

《内經》曰：脾欲緩，急食甘以緩之。用甘補之，人參、白术、甘草之甘，以緩脾氣調中。寒淫所勝，平以辛熱。乾薑之辛，以温胃散寒。

上四味，搗篩爲末，蜜和丸，如鷄黄大，趙本作“搗篩，蜜和爲丸，如鷄子黄許大”以沸湯數合，和一丸，研碎，温服之。日三服，夜二服，腹中未熱，益至三四丸，然不及湯。湯法，以四物依兩數切，用水八升，煮取三升，去滓，温服一升，日三服。

加減法：趙本無此三字。

若臍上築者，腎氣動也，去术加桂四兩。

脾虚腎氣動者，臍上築動。《内經》曰：甘者，令人中滿。术甘壅補，桂泄奔豚，是相易也。

吐多者，去术，加生薑三兩。

嘔家不喜甘，故去术；嘔家多服生薑，以辛散之。

下多者，還用术；悸者，加茯苓二兩。

下多者，用术以去濕；悸加茯苓以導氣。

渴欲得水者，加术，足前成四兩半。

津液不足則渴，术甘以緩之。

腹中痛者，加人參，足前成四兩半。

裏虚則痛，加人參以補之。

寒者，加乾薑，足前成四兩半。

寒淫所勝，平以辛熱。

腹滿者，去术，加附子一枚。服湯後，如食頃，飲熱粥一升許，微自温，勿發揭衣被。

胃虚則氣壅腹滿，甘令人中滿，是去术也；附子之辛，以補陽散壅。

吐利止而身痛不休者，當消息和解其外，宜桂枝湯小和之。趙本有“桂枝湯方”，詳見卷二。

吐利止，裏和也；身痛不休，表未解也。與桂枝湯小和之。《外臺》云：裏和表病，汗之則愈。

吐利汗出，發熱惡寒，四肢拘急，手足厥冷者，四逆湯主之。趙本有“四逆湯方”，詳見卷二。

上吐下利，裏虚汗出，發熱惡寒，表未解也；四肢拘急，手足厥冷，陽虚陰勝也。與四逆湯助陽退陰。

既吐且利，小便復利而大汗出，下利清穀，内寒外熱，脉微欲絶者，四逆湯主之。

吐利亡津液，則小便當少，小便復利而大汗出，津液不禁，陽氣大虚也。脉微爲亡陽，若無外熱，但内寒，下利清穀，爲純陰；此以外熱，爲陽未絶，猶可與四逆湯救之。

吐已下斷，汗出而厥，四肢拘急不解，脉微欲絶者，通脉四逆加猪膽汁趙本無“汁”字湯主之。趙本有“通脉四逆加猪膽湯方”，詳見卷十。

吐已下斷，津液内竭，則不當汗出，汗出者，不當厥；今汗出而厥，四肢拘急不解，脉微欲絶者，陽氣大虚，陰氣獨勝也。若純與陽藥，恐陰爲格拒，或嘔或躁，不得復入也；與通脉四逆湯加猪膽汁，膽苦入心而通脉，膽寒補肝而和陰，引置陽藥不被格拒。《内經》曰：微者逆之，甚者從之，此之謂也。

吐利發汗，脉平，小煩者，以新虚不勝穀氣故也。

《内經》曰：食入於陰，長氣於陽。新虚不勝穀氣，是生小煩。

辨陰陽易差後勞復病脉證並治法第十四

傷寒，陰陽易之爲病，其人身體重，少氣，少腹裏急，或引陰中拘攣，熱上衝胸，頭重不欲舉，眼中生花，趙本注：“一作眵”膝脛拘急者，燒裩散主之。

大病新差，血氣未復，餘熱未盡，强合陰陽，得病者名曰易。男子病新差未平復，而婦人與之交，得病，名曰陽易；婦人病新差未平腹，男子與之交，得病，名曰陰易。以陰陽相感動，其餘毒相染着，如換易也。其人病身體重，少氣者，損動真氣也；少腹裏急，引陰中拘攣，膝脛拘急，陰氣極也；熱上衝胸，頭重不欲舉，眼中生花者，感動之毒，所易之氣，燻蒸於上也。與燒裩散以道陰氣。

燒裩散方：

上取婦人中裩近隱處，剪燒趙本有“作”字灰，以水和服方寸匕，日三服。小便即利，陰頭微腫，則愈。趙本作“此爲愈矣”婦人病，取男子裩當燒灰。趙本作“男子褌燒服”。

大病差後，勞復者，枳實梔子湯主之。若有宿食者，加大黄如博棊子大五六枚。趙本作“内加大黄，如博棊子五六枚，服之愈”。

病有勞復，有食復。傷寒新差，血氣未平，餘熱未盡，早作勞動病者，名曰勞復。病熱少愈而强食之，熱有所藏，因其穀氣留搏，兩陽相合而病者，名曰食復。勞復，則熱氣浮越，與枳實梔子豉湯以解之；食復，則胃有宿積，加大黄以下之。

枳實梔子豉湯方：

枳實三枚，炙。苦寒　梔子十四枚(趙本作“個”)，擘。苦寒　豉一升，綿裹。苦寒

枳實梔子豉湯，則應吐劑，此云復令微似汗出者，以其熱聚於上，苦則吐之；熱散於表者，苦則發之。《内經》曰：火淫所勝，以苦發之。此之謂也。

上三味，以清漿水七升，空煮取四升，内枳實、梔子，煮取二升，下豉，更煮五六沸，去滓，温分再服，覆令微似汗。

傷寒差已趙本作“以”後，更發熱者，趙本無“者”字小柴胡湯主之。脉浮者，以汗解之；脉沉實趙本注：“一作緊”者，以下解之。趙本有“小柴胡湯方”，詳見卷三。

差後餘熱未盡，更發熱者，與小柴胡湯以和解之。脉浮者，熱在表也，故以汗解；脉沉者，熱在裏也，故以下解之。

大病差後，從腰已趙本作“以”下有水氣者，牡蠣澤瀉散主之。

大病差後，脾胃氣虚，不能制約腎水，水溢下焦，腰以下爲腫也。《金匱要略》曰：腰以下腫，當利小便。與牡蠣澤瀉散，利小便而散水也。

牡蠣澤瀉散方：

牡蠣熬。鹹平　澤瀉鹹寒　栝蔞根苦寒　蜀漆(趙本有“暖水”二字)，洗，去脚(趙本、醫統本並作腥)。辛平　葶藶(趙本有“子”字)熬。苦寒　商陸根熬。辛酸，鹹平　海藻洗去鹹，已上各等分。鹹寒

鹹味涌泄，牡蠣、澤瀉、海藻之鹹以泄水氣。《内經》曰：濕淫於内，平以苦，佐以酸辛，以苦泄之。蜀漆、葶藶、栝蔞、商陸之酸辛與苦，以導腫濕。

上七味，異擣下篩爲散，更入趙本作“於”臼中治之，白飲和，服方寸匕。小便利，止後服，日三服。趙本作“日三服”，在方寸匕下。

大病差後，喜唾，久不了了者，趙本無“者”字胃趙本作“胸”上有寒，當以丸藥温之，宜理中丸。趙本有“理中

丸方",詳見卷七。

汗後,陽氣不足,胃中虚寒,不内津液,故喜唾,不了了。與理中丸以温其胃。

傷寒解後,虚羸少氣,氣逆欲吐者,趙本無"者"字竹葉石膏湯主之。

傷寒解後,津液不足而虚羸,餘熱未盡,熱則傷氣,故少氣,氣逆欲吐,與竹葉石膏湯,調胃散熱。

竹葉石膏湯方:

竹葉二把。辛平　石膏一斤。甘寒　半夏半升,洗。辛温　人參三(趙本作"二")兩。甘温　甘草二兩,炙。甘平　粳米半升。甘微寒　麥門冬一升,去心。甘平

辛甘發散而除熱,竹葉、石膏、甘草之甘辛,以發散餘熱;甘緩脾而益氣,麥門冬、人參、粳米之甘,以補不足;辛者散也,氣逆者,欲其散,半夏之辛,以散逆氣。醫統本作"氣逆"。

上七味,以水一斗,煮取六升,去滓,内粳米,煮米熟,湯成,去米,温服一升,日三服。

病人脉已解,而日暮微煩,以病新差,人强與穀:脾胃氣尚弱,不能消穀,故令微煩,損穀則愈。

陽明王於申酉戌,宿食在胃,故日暮微煩,當小下之,以損宿穀。

辨不可發汗病脉證並治法第十五

夫以爲疾病至急,倉卒尋按,要者難得,故重集

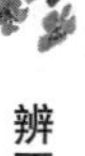

諸可與不可方治，比之三陰三陽篇中，此易見也。又時有不止是三陰三陽，出在諸可與不可中也。

諸不可汗、不可下，病證藥方，前三陰三陽篇中，經注已具者，更不復出；其餘無者，於此已後經注備見。醫統本作“於此已後，復注備見”。

脉濡而弱，弱反在關，濡反在巔，微反在上，濇反在下。微則陽氣不足，濇則無血。陽氣反微，中風汗出而反躁煩。濇則無血，厥而且寒。陽微發汗，躁不得眠。

寸關爲陽，脉當浮盛，弱反在關，則裏氣不及；濡反在巔，則表氣不逮。衛行脉外，浮爲在上以候衛；微反在上，是陽氣不足；榮行脉中，沉爲在下以候榮；濇反在下，是無血也。陽微不能固外，腠理開疎，風因客之，故令汗出而躁煩；無血則陰虚，不與陽相順接，故厥而且寒；陽微無津液，則不能作汗，若發汗則必亡陽而躁。經曰：汗多亡陽，遂虚，惡風煩躁，不得眠也。

動氣在右，不可發汗，發汗則衄而渴，心苦煩，飲即吐水。

動氣者，築築然氣動也。在右者，在臍之右也。《難經》曰：肺内證，臍右有動氣，按之牢若痛。肺氣不治，正氣内虚，氣動於臍之右也。發汗則動肺氣，肺主氣，開竅於鼻，氣虚則不能衛血，血溢妄行，隨氣出於鼻爲衄。亡津液，胃燥，則煩渴而心苦煩。肺惡寒，飲冷則傷肺，故飲即吐水。

動氣在左，不可發汗，發汗則頭眩，汗不止，筋惕肉瞤。

《難經》曰：肝内證，臍左有動氣，按之牢若痛。肝氣不治，正氣内虚，氣動於臍之左也。肝爲陰之主，發汗，汗不止，則亡陽外虚，故頭眩、筋惕肉瞤。《針經》曰：上虚則眩。

動氣在上，不可發汗，發汗則氣上衝，正在心端。

《難經》曰：心内證，臍上有動氣，按之牢若痛。心氣不治，正氣内虚，氣動於臍之上也。心爲陽，發汗亡陽，則愈損心氣，腎乘心虚，欲上凌心，故氣上衝，正在心端。

動氣在下，不可發汗，發汗則無汗，心中大煩，骨節苦疼，目運，惡寒，食則反吐，穀不得前。

《難經》曰：腎内證，臍下有動氣，按之牢若痛。腎氣不治，正氣内虚，動氣發於臍之下也。腎者主水，發汗則無汗者，水不足也；心中大煩者，腎虚不能制心火也；骨節苦疼者，腎主骨也；目運者，腎病則目䀮䀮如無所見；惡寒者，腎主寒也；食則反吐，穀不得前者，腎水乾也。王冰曰：病嘔而吐，食久反出，是無水也。

咽中閉塞，不可發汗，發汗則吐血，氣欲趙本作“微”絶，手足厥冷，欲得踡卧，不能自温。

咽門者，胃之系。胃經不和，則咽内不利。發汗攻陽，血隨發散而上，必吐血也。胃經不和而反攻表，則陽虚於外，故氣欲絶，手足冷，欲踡而不能自温。

諸脉得數動微弱者，不可發汗，發汗則大便難，

腹中乾,趙本注:“一云小便難,胞中乾”胃燥而煩,其形相象,根本異源。

動數之脉,爲熱在表;微弱之脉,爲熱在裏。發汗亡津液,則熱氣愈甚,胃中乾燥,故大便難,腹中乾,胃燥而煩。根本雖有表裏之異,逆治之後,熱傳之則一,是以病形相象也。

脉微趙本作“濡”而弱,弱反在關,濡反在巔;弦反在上,微反在下。弦爲陽運,微爲陰寒。上實下虚,意欲得温。微弦爲虚,不可發汗,發汗則寒慄,不能自還。

弦在上,則風傷氣,風勝者,陽爲之運動;微在下,則寒傷血,血傷者,裏爲之陰寒。外氣怫鬱爲上實,裏有陰寒爲下虚。表熱裏寒,意欲得温,若反發汗,亡陽陰獨,故寒慄不能自還。

咳者則劇,數吐涎沫,咽中必乾,小便不利,心中飢煩,晬時而發,其形似瘧,有寒無熱,虚而寒慄,咳而發汗,踡而苦滿,腹中復堅。

肺寒氣逆,咳者則劇;吐涎沫,亡津液,咽中必乾,小便不利;膈中陽氣虚,心中飢而煩。一日一夜,氣大會於肺,邪正相擊,晬時而發,形如寒瘧,但寒無熱,虚而寒慄。發汗攻陽,則陽氣愈虚,陰寒愈甚,故踡而苦滿,腹中復堅。

厥,脉緊,不可發汗,發汗則聲亂、咽嘶、舌萎、聲不得前。

厥而脉緊，則少陰傷寒也，法當温裏，而反發汗，則損少陰之氣。少陰之脉，入肺中，循喉嚨，挾舌本。腎爲之本，肺爲之標，本虚則標弱，故聲亂、咽嘶、舌萎、聲不得前。

諸逆發汗，病微者難差；劇者言亂、目眩者死，趙本注："一云：讝言目眩睛亂者死"命將難全。

不可發汗而强發之，輕者因發汗重而難差；重者脱其陰陽之氣，言亂目眩而死。《難經》曰：脱陽者，見鬼，是此言亂也；脱陰者，目盲，是此目眩也。眩非玄而見玄，是近於盲也。

咳而小便利，若失小便者，不可發汗，汗出則四肢厥逆冷。

肺經虚冷，上虚不能治下者，咳而小便利，或失小便。上虚發汗，則陽氣外亡。四肢者，諸陽之本，陽虚則不與陰相接，故四肢厥逆冷。

傷寒頭痛，翕翕發熱，形象中風，常微汗出自嘔者，下之益煩，心中趙本無"中"字懊憹如飢；發汗則致痓，身强，難以屈伸；趙本作"伸屈"熏之則發黄，不得小便；灸則發咳唾。

傷寒當無汗、惡寒，今頭痛、發熱、微汗出，自嘔，則傷寒之邪傳而爲熱，欲行於裏；若反下之，邪熱乘虚流於胸中爲虚煩，心懊憹如飢；若發汗，則虚表，熱歸經絡，熱甚生風，故身强直而成痓；若熏之，則火熱相合，消爍津液，故小便不利而發黄；肺惡火，灸則火熱傷肺，必發咳嗽而唾膿。

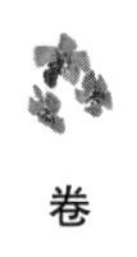

辨可發汗病脉證並治法第十六

大法，春夏宜發汗。

春夏陽氣在外，邪氣亦在外，故可發汗。

凡發汗，欲令手足俱周，時出以趙本作“似”漐漐然，一時間許，亦趙本、醫統本並作“益”佳。不可令如水流漓。趙本作“離”若病不解，當重發汗。汗多趙本有“者”字必亡陽，陽虚，不得重發汗也。

汗緩緩出，則表裏之邪悉去；汗大出，則邪氣不除，但亡陽也。陽虚爲無津液，故不可重發汗。

凡服湯發汗，中病便止，不必盡劑。趙本有“也”字。

汗多則亡陽。

凡云可發汗，無湯者，丸散亦可用；要以汗出爲解，然不如湯，隨證良驗。

《聖濟經》曰：湯液主治，本乎腠理壅鬱。除邪氣者，於湯爲宜。《金匱玉函》曰：水能净萬物，故用湯也。

夫病脉浮大，問病者言，但便鞕爾。趙本作“耳”設利者，爲大逆。鞕爲實，汗出而解。何以故？脉浮當以汗解。

經曰：脉浮大應發汗，醫反下之，爲大逆。便鞕難，雖爲裏實，亦當先解其外，若行利藥，是爲大逆。結胸雖急，脉浮大，猶不可下，下之即死，况此便難乎。經曰：本發汗而復下之,此爲逆;若先發汗,治不爲逆。

下利後,身疼痛,清便自調者,急當救表,宜桂枝湯發汗。

《外臺》云:裏和表病,汗之則愈。

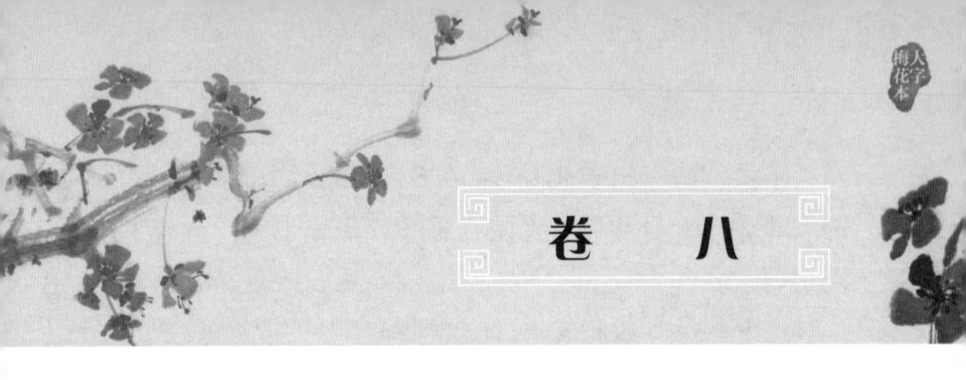

卷八

辨發汗後病脉證並治法第十七

發汗多，亡陽讝語者，不可下，與柴胡桂枝湯和其榮衛，以通津液，後自愈。趙本有“柴胡桂枝湯方”，詳見卷十。

胃爲水穀之海，津液之主。發汗多，亡津液，胃中燥，必發讝語；此非實熱，則不可下，與柴胡桂枝湯，和其榮衛，通行津液，津液生，則胃潤，讝語自止。

此一卷，第十七篇，凡三十一證，前有詳説。

辨不可吐第十八

合四證，已具太陽篇中。

辨可吐第十九

大法,春宜吐。

春時陽氣在上,邪氣亦在上,故宜吐。

凡用吐湯,中病即趙本作"便"止,不必盡劑也。

要在適當,不欲過也。

按:趙本此處有:"病如桂枝證,頭不痛,項不强,寸脉微浮,胸中痞鞕,氣上撞咽喉,不得息者,此爲有寒,當吐之。"注:"一云:此以内有久痰,宜吐之。"一條。

病胸上諸實,趙本注:"一作寒"胸中鬱鬱而痛,不能食,欲使人按之,而反有涎唾,下利日十餘行,其脉反遲,寸口脉微滑,此可吐之,吐之,利則止。

胸上諸實,或痰實,或熱鬱,或寒結胸中,鬱而痛,不能食,欲使人按之,反有涎唾者,邪在下,按之氣下而無涎唾,此按之反有涎唾者,知邪在胸中。經曰:下利脉遲而滑者,内實也。今下利日十餘行,其脉反遲,寸口脉微滑,是上實也,故可吐之。《玉函》曰:上盛不已,吐而奪之。

按:趙本此處有:"少陰病,飲食入口則吐,心中温温,欲吐復不能吐者,宜吐之。"一條。

宿食,在上脘趙本作"管"者,當吐之。

宿食在中下脘者,則宜下;宿食在上脘,則當吐。《内經》曰:其高者因而越之,其下者引而竭之。

病人手足厥冷,趙本作"病手足逆冷"脉乍結,以客氣在胸中；心下滿而煩，欲食不能食者，病在胸中，當吐之。

此與第六卷厥陰門瓜蒂散證同。彼云，脉乍緊，此云脉乍結，惟此有異。緊爲内實，乍緊則實未深，是邪在胸中；結爲結實，乍結則結未深，是邪在胸中。所以證治俱同也。

釋　音

拒音巨，抑也

脘音管，胃府也

函音含，又音咸，書函

竭渠孽切，盡也

肮音荒，目不明也

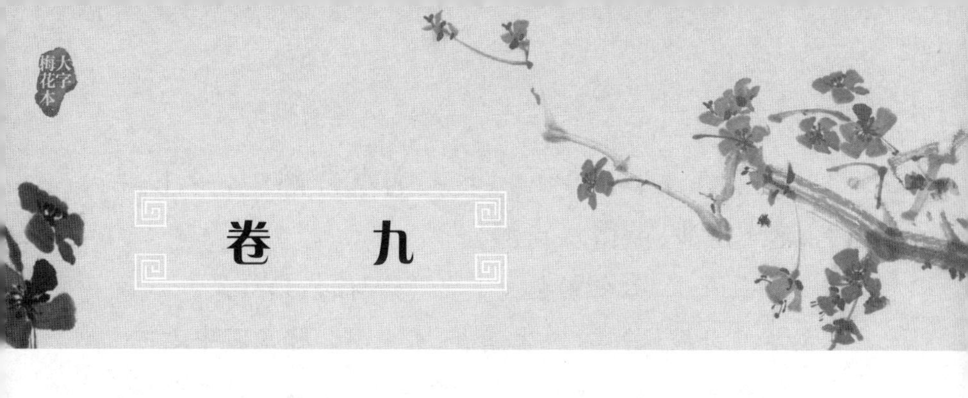

辨不可下病脉證並治法第二十

脉濡而弱，弱反在關，濡反在巔；微反在上，濇反在下。微則陽氣不足，濇則無血。陽氣反微，中風、汗出而反躁煩；濇則無血，厥而且寒。陽微趙本有"則"字不可下，下之則心下痞鞕。

陽微下之，陽氣已虛，陰氣内甚，故心下痞鞕。

動氣在右，不可下。下之則津液内竭，咽燥、鼻乾、頭眩、心悸也。

動氣在右，肺之動也。下之傷胃動肺，津液内竭。咽燥鼻乾者，肺屬金主燥也；頭眩心悸者，肺主氣而虛也。

動氣在左，不可下。下之則腹内拘急，食不下，動氣更劇。雖有身熱，卧則欲踡。

動氣在左，肝之動也。下之損脾而肝氣益勝，復行於脾，故腹内拘急，食不下，動氣更劇也。雖有身熱，以裏氣不足，故卧則欲踡。

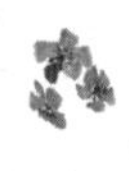

動氣在上，不可下。下之則掌握熱煩，身上浮冷，熱汗自泄，欲得水自灌。

動氣在上，心之動也。下之則傷胃，内動心氣。心爲火主熱，《針經》曰：心所生病者，掌中熱。肝爲藏中之陰，病則雖有身熱，卧則欲蜷，作表熱裏寒也；心爲藏中之陽，病則身上浮冷，熱汗自泄，欲得水自灌，作表寒裏熱也。二藏陰陽寒熱，明可見焉。

動氣在下，不可下。下之則腹脹滿，卒起頭眩，食則下清穀，心下痞也。

動氣在下，腎之動也。下之則傷脾，腎氣則動，腎寒乘脾，故有腹滿、頭眩、下清穀、心下痞之證也。

咽中閉塞，不可下。下之則上輕下重，水漿不下，卧則欲蜷，身急痛，下利日數十行。

咽中閉塞，胃已不和也。下之則閉塞之邪爲上輕，復傷胃氣爲下重，至水漿不下，卧則欲蜷，身急痛，下利日數十行，知虚寒也。

諸外實者，不可下。下之則發微熱，亡脉厥者，當臍趙本作“齊”握熱。

外實者，表熱也，汗之則愈，下之爲逆。下後裏虚，表熱内陷，故發微熱。厥深者，熱亦深，亡脉厥者，則陽氣深陷，客於下焦，故當臍握熱。

諸虚者，不可下。下之則大渴，求水者易愈；惡水者劇。

《金匱玉函》曰：虚者十補，勿一瀉之。虚家下之爲重虚，内竭津液，故令大渴。求水者，陽氣未竭，而猶可愈；惡水者，陽氣已竭，則難可制。

脉濡而弱，弱反在關，濡反在巔；弦反在上，微反在下。弦爲陽運，微爲陰寒。上實下虚，意欲得温。微弦爲虚，虚者不可下也。

虚家下之是爲重虚。《難經》曰：實實虚虚，損不足益有餘。此者，是中工所害也。

微則爲咳，咳則吐涎，下之則咳止，而利因不休，利不休，則胸中如蟲嚙，粥入則出，小便不利，兩脅拘急，喘息爲難，頸背相引，臂則不仁，極寒反汗出，身冷若冰，眼睛不慧，語言不休，而穀氣多入，此爲除中，口雖欲言，舌不得前。

《内經》曰：感於寒，則受病。微則爲咳，甚則爲泄、爲痛。肺感微寒爲咳，則脉亦微也。下之，氣下咳雖止，而因利不休，利不休則奪正氣，而成危惡。胸中如蟲嚙，粥入則出，小便不利，兩脅拘急，喘息爲難者，裏氣損也。頸背相引，臂爲不仁，極寒反汗出，身冷如冰者，表氣損也。表裏損極，至陰陽俱脱，眼睛不慧，語言不休。《難經》曰：脱陽者見鬼，脱陰者目盲。陰陽脱者，應不能食，而穀多入者，此爲除中，是胃氣除去也，口雖欲言，舌不得前，氣已衰脱，不能運也。

脉濡而弱，弱反在關，濡反在巔；浮反在上，數反在下。浮爲陽虚，數爲無醫統本作“亡”血，浮爲虚，數爲趙本作“生”熱。浮爲虚，自汗出而惡寒；數爲痛，振寒

而趙本作“而寒”慄。微弱在關，胸下爲急，喘汗而不得呼吸，呼吸之中，痛在於脅，振寒相搏，形如瘧狀，醫反下之，故令脉數、發熱、狂走見鬼，心下爲痞，小便淋瀝，趙本作“漓”小趙本作“少”腹甚鞕，小便則尿血也。

弱在關，則陰氣内弱；濡在巔，則陽氣外弱。浮爲虚，浮在上，則衛不足也，故云陽虚。陽虚不固，故腠理汗出、惡寒；數亦爲虚，數在下則榮不及，故云亡血。亡血則不能温潤府藏，脉數而痛，振而寒慄。微弱在關，邪氣傳裏也，裏虚遇邪，胸下爲急，喘而汗出，脅下引痛，振寒如瘧。此裏邪未實，表邪未解，醫反下之，裏氣益虚，邪熱内陷，故脉數、發熱、狂走見鬼，心下爲痞，此熱陷於中焦者也。若熱氣深陷，則客於下焦，使小便淋瀝，小腹甚鞕，小便尿血也。

脉濡而緊，濡則胃趙本、醫統本並作“衛”氣微，緊則榮中寒。陽微衛中風，發熱而惡寒；榮緊胃氣冷，微嘔心内煩。醫爲趙本作“謂”有大熱，解肌而發汗。亡陽虚煩躁，心下苦痞堅。表裏俱虚竭，卒起而頭眩。客熱在皮膚，悵快不得眠。不知胃氣冷，緊寒在關元。技巧無所施，汲水灌其身。客熱應時罷，慄慄而振寒。重被而覆之，汗出而冒巔。體惕而又振，小便爲微難。寒氣因水發，清穀不容間。嘔變反腸出，顛倒不得安。手足爲微逆，身冷而内煩。遲欲從後救，安可復追還。

胃冷榮寒，陽微中風，發熱惡寒，微嘔心煩。醫不温胃,反爲有熱,解肌發汗,則表虚亡陽,煩躁,心下痞堅。先裏不足,發汗又虚其表,表裏俱虚竭,卒起頭眩。客熱在表,悵怏不得眠。醫不救裏,但責表熱,汲水灌洗以却熱,客熱易罷,裏寒益增,慄而振寒。復以重被覆之,表虚遂汗出,愈使陽氣虚也。巔,頂也。巔冒而體振寒,醫統本作"頂冒巔體振寒"小便難者,亡陽也。寒因水發,下爲清穀,上爲嘔吐,外有厥逆,内爲躁煩,顛倒不安,雖欲拯救不可得也。《本草》曰:病勢已過,命將難全。

脉浮而大,浮爲氣實,大爲血虚。血虚爲無陰,孤陽獨下陰部者,小便當赤而難,胞中當虚,今反小便利,而大汗出,法應衛家當微,今反更實,津液四射,榮竭血盡,乾煩而不得眠,血薄肉消,而成暴趙本注:"一云黑"液。醫復以毒藥攻其胃,此爲重虚,客陽去有期,必下如污泥而死。

衛爲陽,榮爲陰。衛氣强實,陰血虚弱,陽乘陰虚,下至陰部。陰部,下焦也。陽爲熱則消津液,當小便赤而難;今反小便利而大汗出者,陰氣内弱也。經曰:陰弱者,汗自出。是以衛家不微而反更實,榮竭血盡,乾煩而不眠,血薄則肉消,而成暴液者,津液四射也。醫反下之,又虚其裏,是爲重虚,孤陽因下而又脱去,氣血皆竭,胃氣内盡,必下如污泥而死也。

脉數者,久數不止,止則邪結,正氣不能復,正氣却結於藏,故邪氣浮之,與皮毛相得。脉數者,不可下,下之則趙本無"則"字必煩,利不止。

數爲熱，止則邪氣結於經絡之間，正氣不能醫統本作“得”復行於表，則却結於藏，邪氣獨浮於皮毛。下之虚其裏，邪熱乘虚而入，裏虚協熱，必煩利不止。

脉浮大，應發汗，醫反下之，此爲大逆。趙本有“也”字。

浮大屬表，故不可下。病欲吐者，不可下。

嘔多，雖有陽明證，不可攻之。

爲邪猶在胸中也。

太陽病，趙本有“有”字外證未解，不可下，下之爲逆。

表未解者，雖有裏證亦不可下，當先解外爲順；若反下之，則爲逆也。經曰：本發汗而復下之，此爲逆也。若先發汗，治不爲逆。

夫病陽多者熱，下之則鞕。

陽熱證多，則津液少，下之雖除熱，復損津液，必便難也。或謂陽多者表熱也，下之則心下鞕。

無陽陰强，大便鞕者，下之則趙本無“則”字必清穀腹滿。

無陽者，亡津液也；陰强者，寒多也。大便鞕則爲陰結，下之虚胃，陰寒内甚，必清穀腹滿。

傷寒發熱，頭痛，微汗出。發汗，則不識人；熏之則喘，不得小便，心腹滿；下之則短氣，小便難，頭痛，背强；加温針則衄。

傷寒則無汗，發熱，頭痛，微汗出者，寒邪變熱，欲傳於裏也。發汗則亡陽，增熱，故不識人；若以火熏之，則火熱傷氣，内消津液，結爲裏實，故喘，不得小便，心腹滿；若反下之，則内虚津液，邪欲入裏，外動經絡，故短氣，小便難，頭痛，背强；若加温針，益陽增熱，必動其血而爲衄也。

傷寒，脉陰陽俱緊，惡寒發熱，則脉欲厥。厥者，脉初來大，漸漸小，更來漸漸大，趙本下無“漸”字是其候也。如此者惡寒，甚者，翕翕汗出，喉中痛；趙本有“若”字熱多者，目赤脉多，睛不慧，醫復發之，咽中則傷；若復下之，則兩目閉，寒多者趙本無“者”字便清穀，熱多者趙本無“者”字便膿血；若熏之，則身發黄；若熨之，則咽燥。若小便利者，可救之；趙本有“若”字小便難者，爲危殆。

脉陰陽俱緊，則清邪中上，濁邪中下，太陽少陰俱感邪也。惡寒者少陰，發熱者太陽，脉欲厥者，表邪欲傳裏也。惡寒甚者，則變熱，翕翕汗出，喉中痛，以少陰之脉循喉嚨故也。熱多者，太陽多也；目赤脉多者，睛不慧，以太陽之脉起於目故也。發汗攻陽，則少陰之熱因發而上行，故咽中傷。若復下之，則太陽之邪，因虚而内陷，故兩目閉。陰邪下行爲寒多，必便清穀；陽邪下行爲熱多，必便膿血。熏之，則火熱甚，身必發黄。熨之，則火熱輕，必爲咽燥。小便利者，爲津液未竭，猶可救之；小便難者，津液已絶，則難可制而危殆矣。

傷寒發熱，口中勃勃氣出，頭痛，目黄，衄不可制，貪水者必嘔，惡水者厥。若下之，咽中生瘡，假令

手足温者，必下重便膿血。頭痛目黄者，若下之，則兩趙本無“兩”字目閉。貪水者，趙本有“若下之其”四字脉必厥，其聲嚶，咽喉塞；若發汗，則戰慄，陰陽俱虚。惡水者，若下之，則裹冷不嗜食，大便完穀出；若發汗，則口中傷，舌上白胎，煩躁，趙本、醫統本並作“躁”脉數實，不大便，六七日後，必便血；若發汗，則小便自利也。

傷寒發熱，寒變熱也。口中勃勃氣出，熱客上膈也。頭痛目黄，血醫統本作“衄”不可制者，熱蒸於上也。《千金》曰：無陽即厥，無陰即嘔。貪水者必嘔，則陰虚也；惡水者厥，則陽虚也。發熱口中勃勃氣出者，咽中已熱也，若下之亡津液，則咽中生瘡，熱因裹虚而下，若熱氣内結，則手足必厥。設手足温者，熱氣不結而下行，作協熱利，下重便膿血也。頭痛目黄者，下之，熱氣内伏，則目閉也。貪水爲陰虚，下之又虚其裹，陽氣内陷，故脉厥聲嚶，咽喉閉塞。陰虚發汗，又虚其陽，使陰陽俱虚而戰慄也。惡水爲陽虚，下之又虚胃氣，虚寒内甚，故裹冷不嗜食。陽虚發汗，則上焦虚燥，故口中傷爛，舌上白胎而煩躁醫統本作“躁”也。經曰：脉數不解，合熱則消穀喜飢。至六七日不大便者，此有瘀血，此脉數實，不大便六七日，熱蓄血於内也。七日之後，邪熱漸解，迫血下行，必便血也。便血發汗，陰陽俱虚，故小便利。

下利，脉大者，虚也，以其趙本無“其”字强下之故也。設脉浮革，固爾腸鳴者，屬當歸四逆湯主之。

趙本無“主之”二字，有“當歸四逆湯方”，詳見卷六。

脉大爲虚，以未應下而下之，利因不休也。浮者，按之不足也；革者，實大而長微弦也。浮爲虚，革爲寒，寒虚相搏，則腸鳴，與當歸四逆湯，補虚散寒。

辨可下病脉證並治法第二十一

大法，秋宜下。

秋時陽氣下行，則邪亦在下，故宜下。

凡服下藥，趙本作“凡可下者”用湯勝丸，趙本有“散”字中病即趙本作“便”止，不必盡劑也。

湯之爲言蕩也，滌盪腸胃，溉灌藏府，推陳燥結，却熱下寒，破散邪疫，理導潤澤枯槁，悦人皮膚，益人血氣。水能净萬物，故勝丸散。中病即止者，如承氣湯證云：若一服，利而醫統本作“則”止後服。又曰：若一服，譫語止，更莫復服。是不盡劑也。

下利，三部脉皆平，按之心下鞕者，急下之，宜大承氣湯。

下利者，脉當微厥，今反和者，此爲内實也。下利三部脉平者，已爲實，而又按之心下鞕者，則知邪甚也，故宜大承氣湯下之。

下利，脉遲而滑者，内實也。利未欲止，當下之，宜大承氣湯。

經曰:脉遲者,食乾物得之。《金匱要略》曰:滑則穀氣實。下利脉遲而滑者,胃有宿食也。脾胃傷食,不消水穀,是致下利者,爲内實,若但以温中厚腸之藥,利必不醫統本作“未”止,可與大承氣湯,下去宿食,利自止矣。

問曰:人病有宿食,何以别之?師曰:寸口脉浮而大,按之反澀,尺中亦微而澀,故知有宿食,當下之,宜大承氣湯。

寸以候外,尺以候内;浮以候表,沉以候裏。寸口脉浮大者,氣實血虚也;按之反澀,尺中亦微而澀者,胃有宿食裏氣不和也。與大承氣湯,以下宿食。

下利,不欲食者,以有宿食故也,當宜趙本無“宜”字下之,與趙本作“宜”大承氣湯。

傷食則惡食,故不欲食,如傷風惡風、傷寒惡寒之類也。

下利差後,趙本無“後”字至其年月日趙本有“時”字復發者;以病不盡故也,當下之,宜大承氣湯。

乘春,則肝先受之;乘夏,則心先受之;乘至陰,則脾先受之;乘秋,則肺先受之。假令春時受病,氣必傷肝,治之難醫統本作“雖”愈,邪有不盡者,至春時元受月日,内外相感,邪必復動而痛醫統本作“病”也。下利爲腸胃疾,宿積不盡,故當下去之。

下利,脉反滑,當有所去,下之趙本無“之”字乃愈,宜大承氣湯。

《脉經》曰:滑脉者,爲病熊校記:脉滑者爲宿食也。汪本宿誤病食也。下利脉滑，則内有宿食，故云當有所去，與大承氣湯，以下宿食。

病腹中滿痛者，此爲實也，當下之，宜大承氣趙本有“大柴胡”三字湯。

《金匱要略》曰：病者腹滿，按之不痛爲虚，痛爲實，可下之。腹中滿痛者，裏氣壅實也，故可下之。

傷寒後，脉沉沉者，内實也，下解之，趙本作“之解”宜大柴胡湯。

傷寒後，爲表已解，脉沉爲裏未和，與大柴胡湯，以下内實。經曰：傷寒差已後更發熱，脉沉實者，以下解之。

脉雙弦而遲者，必心下鞕；脉大而緊者，陽中有陰也，可以趙本無“以”字下之，宜大承氣湯。

《金匱要略》曰：脉雙弦者寒也。經曰：遲爲在藏。脉雙弦而遲者，陰中伏陽也，必心下鞕。大則爲陽，緊則爲寒，脉大而緊者，陽中伏陰也，與大承氣湯以分陰陽。

釋　音

嚙魚結切，噬也。

悵怏上丑亮切，望恨也。下於亮切，不服也。

溉灌上居代切，下音貫，注也。

盥音貫，澡手也。

嚶於耕切，鳥鳴也。

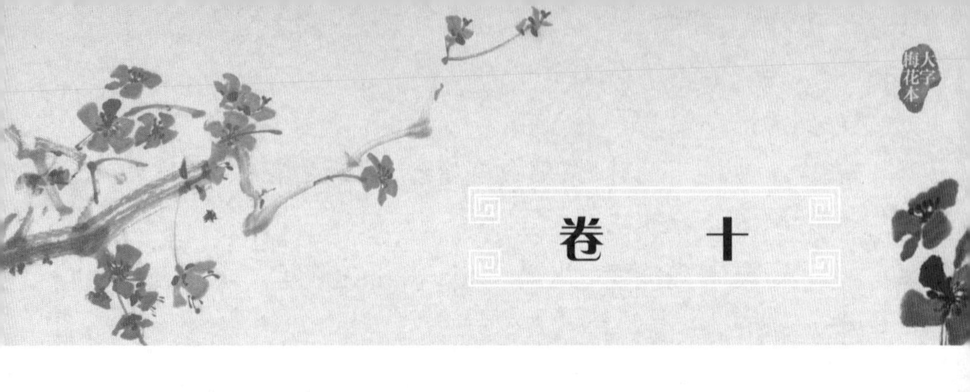

辨發汗吐下後病脉證并治法第二十二

此第十卷，第二十二篇，凡四十八證，前三陰三陽篇中，悉具載之。

卷内音釋，上卷已有。

方

此已下諸方，於隨卷本證下雖已有，緣止以加減言之，未甚明白，似於覽者檢閲未便，今復校勘，備列於後：

桂枝加葛根湯主之熊校記：湯下汪本增"主之"二字**方**：

葛根四兩　芍藥二兩　甘草二兩　生薑三兩，切　大棗十二枚，擘　桂枝二兩，去皮　麻黄三兩，去節

上七醫統本作"六"味，以水一斗，先煮麻黄、醫統本無"麻黄"一味藥，醫統本無此二字葛根減二升，去上沫，内諸

藥，煮取三升，去滓，温服一升，復取微似汗，不須啜粥，餘如桂枝醫統本有“湯”字法。趙本卷二載此方，句下有“將息及禁忌”五字。

桂枝加厚朴杏子湯方：

於桂枝湯方内，加厚朴二兩，杏仁五十個，去皮尖，餘依前法。

桂枝加附子湯方：

於桂枝湯方内，加附子一枚，炮，去皮，破八片，餘依前法。术附湯方，附於此方内，去桂枝，加白术四兩，依前法。

桂枝去芍藥湯方：

於桂枝湯方内，去芍藥，餘依前法。

桂枝去芍藥加附子湯方：

於桂枝湯方内，去芍藥，加附子一枚，炮，去皮，破八片，餘依前法。

桂枝麻黄各半湯方：

桂枝一兩，十六銖，去皮　芍藥　生薑切　甘草炙　麻黄各一兩，去節　大棗四枚，擘　杏仁（醫統本作“人”）二十四個，湯浸，去皮尖及兩仁（趙本、醫統本並作“人”）者

上七味，以水五升，先煮麻黄一二沸，去上沫，内諸藥，煮取一升八合，去滓，温服六合。

桂枝二麻黄一湯方：

桂枝一兩十七銖，去皮　芍藥一兩六銖　麻黄十六銖，去節　生薑一兩六銖，切　杏仁（醫統本作“人”）十六個，去皮尖　甘草一兩二銖，炙　大棗五枚，擘

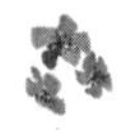

上七味，以水五升，先煮麻黄一二沸，去上沫，内諸藥，煮取二升，去滓，温服一升，日再。

白虎加人參湯方：

於白虎湯方内，加人參三兩，餘依白虎湯法。

桂枝去桂加茯苓白术湯方：

於桂枝湯方内，去桂枝，加茯苓、白术各三兩，餘依前法，煎服。小便利，則愈。

已上九方，病證並在第二卷内。

葛根加半夏湯方：

於葛根湯方内，加入半夏半升，餘依葛根湯法。

桂枝加芍藥生薑人參新加湯方：

於第二卷桂枝湯方内，更加芍藥、生薑各一兩，人參三兩，餘依桂枝湯法服。

梔子甘草豉湯方：

於梔子豉湯方内，加入甘草二兩，餘依前法。得吐，止後服。

梔子生薑豉湯方：

於梔子豉湯方内，加生薑五兩，餘依前法。得吐，止後服。

柴胡加芒硝湯方：

於小柴胡湯方内，加芒硝六兩，餘依前法。服不解，更服。

桂枝加桂湯方：

於第二卷桂枝湯方内，更加桂二兩，共五兩，餘依前法。

已上六方，病證並在第三卷內。

柴胡桂枝湯方：

桂枝去皮　黄芩　人參各一兩半　甘草一兩，炙　半夏二合半　芍藥一兩半　大棗六枚，擘　生薑一兩半，切　柴胡四兩

上九味，以水七升，煮取三升，去滓，温服。趙本卷四載此方，服下有"一升"二字。

附子瀉心湯方：

大黄二兩　黄連　黄芩各一兩　附子一枚，炮，去皮，破，别煮取汁

上四味，切三味，以麻沸湯二升漬之，須臾，絞去滓，内附子汁，分温再服。

生薑瀉心湯方：

生薑四兩，切　甘草三兩，炙　人參三兩　乾薑一兩　黄芩三兩　半夏半升，洗　黄連一兩　大棗十二枚（醫統本有"擘"字）

上八味，以水一斗，煮取六升，去滓，再煎取三升，温服一升，日三服。

甘草瀉心湯方：

甘草四兩　黄芩三兩　乾薑三兩　半夏半升，洗　黄連一兩　大棗十二枚，擘

上六味，以水一斗，煮取六升，去滓，再煎取三升，温服一升，日三服。

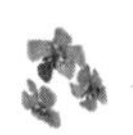

黄芩加半夏生薑湯方：

於黄芩湯方内，加半夏半升，生薑一兩半，餘依黄芩湯法服。

已上五方，病證並在第四卷内。

桂枝加大黄湯方：

桂枝三兩，去皮　大黄一兩（趙本卷六載此方，作"大黄二兩"）　芍藥六兩　生薑三兩，切　甘草二兩，炙　大棗十二枚，擘

上六味，以水七升，煮取三升，去滓，温服一升，日三服。

桂枝加芍藥湯方：

於第二卷桂枝湯方内，更加芍藥三兩，隨醫統本作"通"前共六兩，餘依桂枝湯法。

四趙本四上有"當歸"二字**逆加吴茱萸生薑湯方：**趙本卷六載此方。

當歸二兩　芍藥三兩　甘草二兩，炙　通草二兩　桂枝三兩，去皮　細辛三兩　生薑半斤，切　大棗五枚，擘　吴茱萸二升

上九味，以水六升，清酒六升，和煮取五升，去滓，温分五服。一方水酒各四升。

已上三方，病證並在第六卷内。

四逆加人參湯方：

於四逆湯方内，加人參一兩，餘依四逆湯法服。

四逆加猪膽汁湯方：

於四逆湯方内，加入猪膽汁半合，餘依前法服；如無猪膽，以羊膽代之。

已上二方，病證並醫統本作"並"在第七卷内。

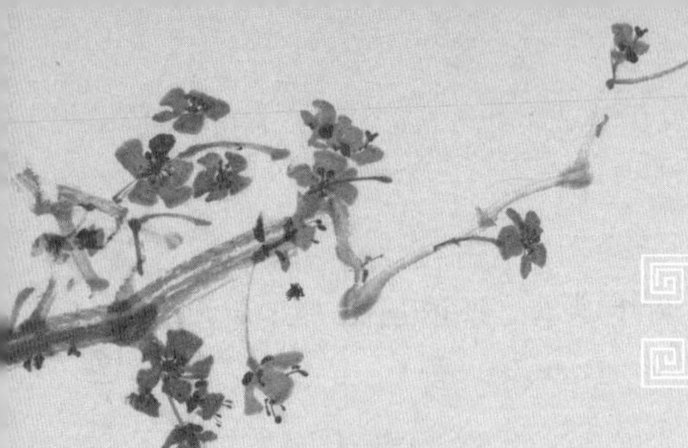
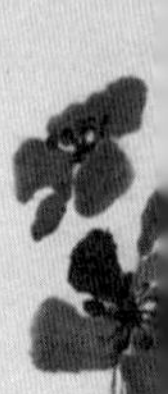

方劑索引

H

J

K

L

M

Q

S